JN024187

iPS細胞 の 歩み と 挑戦

京都大学iPS細胞研究所
国際広報室 編

中内彩香・和田濵 裕之 著

東京書籍

iPS細胞の
歩みと挑戦

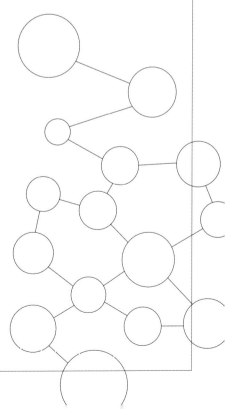

東京書籍

はじめに

「まだ1人の患者さんも救っていない。だから、生理学としての業績を評価していただいての受賞だと思っている。」

iPS細胞の生みの親である山中伸弥は、2012年にノーベル生理学・医学賞を受賞したときにこのように語りました。

iPS細胞が開発されてから、その医療応用が大きく期待されてきました。世界中の多くの研究者らのたゆまぬ努力により、「開発当初の予想をはるかに上回るスピード」（山中）でiPS細胞研究が進んでおり、難病を含む複数の病気において新規治療法の安全性や有効性が臨床研究・治験で検討されています。患者さんへ広く用いられる治療法の確立にはまだ詳細な検討や乗り越えるべき課題があるものの、その実現が現実味を帯びてきました。

iPS細胞は生命科学の可能性をも大きく切り拓こうとしています。私たちの体はどのようにできてきたのか、細胞の運命がどう制御されるのか、あるいは制御できるのか、地上から姿を消そうとしている絶滅危惧種を救えるのか、人類の歴史において何がネアンデルタール人と私たちの運命を分けたのか——。iPS細胞というツールを手に入れた研究者は、ベールに包まれた生命の謎をどの

ように解き明かしていくのでしょう。これまで予想だにしていなかったことが数十年後の「常識」になっているかもしれません。

　同時に、研究者だけではなく、社会のみんなで答えていくべき問いもあります。新たな生命科学技術は、往々にして倫理的な課題を私たちに突きつけます。iPS細胞技術についても例外ではなく、その能力がゆえに研究の進め方や使い方などに慎重な検討とルール作りが求められます。どのようにiPS細胞を活用して、バランスよくそのメリットを享受しながら望ましい社会を実現したいのか。それを考えるのは研究者に限らず、その社会に生きる私たちです。

　本書ではiPS細胞開発から現在の研究までを概観すると同時に、研究成果が患者さんに治療として届けられるまでや倫理的課題など、「社会の文脈におけるiPS細胞技術」という側面もご紹介できるよう努めました。本書が、iPS細胞技術の「今」を捉え、冷静な目と温かい心でその未来に思いを馳せる、一つのきっかけとなれば望外の喜びです。

2020年3月16日
京都大学iPS細胞研究所
中内 彩香

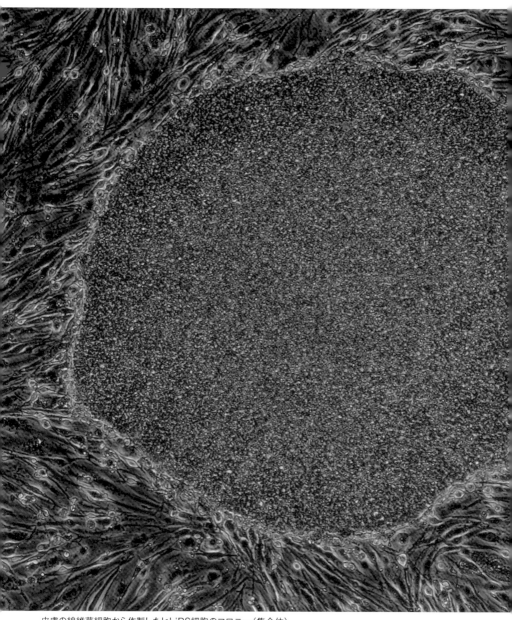

皮膚の線維芽細胞から作製したヒトiPS細胞のコロニー（集合体）
（コロニーの横幅は実寸約0.5mm）

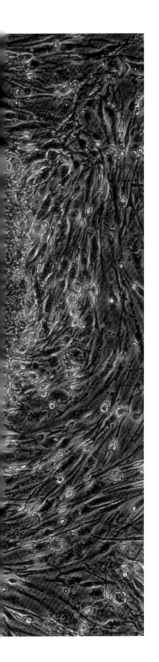

iPS細胞の歩みと挑戦

目次

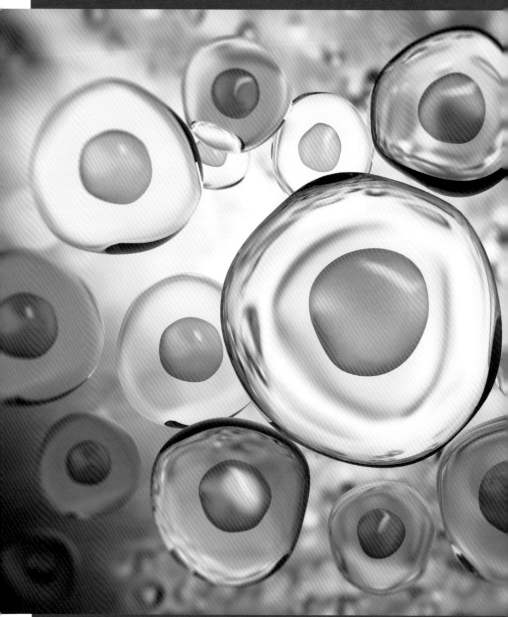

細胞のイメージ図

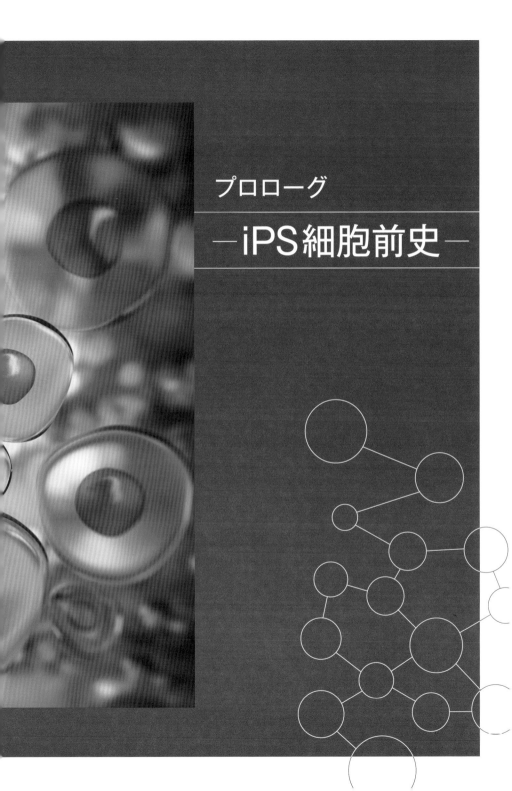

プロローグ

―iPS細胞前史―

2006年に初めてマウスのiPS細胞（人工多能性幹細胞：induced Pluripotent Stem Cell）が登場し、2007年にヒトのiPS細胞が発表された頃には、iPS細胞は「新型万能細胞」と呼ばれることも多くありました。当時すでに研究が進んでいたES細胞（胚性幹細胞：Embryonic Stem Cell）が万能細胞として報道されていたので、ES細胞よりも新しくて、同じように様々な細胞へと変化する能力を持つということで新型万能細胞と呼ばれていたようです。しかし、2012年に京都大学の山中伸弥がノーベル生理学・医学賞を受賞したのをきっかけに、「iPS細胞」という言葉は広く一般の方にも認知されるようになりました。iPS細胞を使った研究は着実に進み、いくつかの病気では患者さんの協力のもと、新しい治療法の安全性や有効性を調べる研究（臨床研究や治験）が進められています。「iPS細胞」という言葉をメディア等で目にする機会も多くなりました。

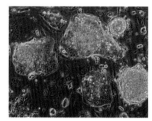

マウスのiPS細胞

　これほど急速にiPS細胞研究が進んできたのは、iPS細胞が登場するまでに様々な研究によって土台が作られていたためです。まずはiPS細胞誕生までの歴史を振り返りましょう。

● 再生する生物たち

　「トカゲのシッポ切り」という言葉があるように、トカゲはシッポを切っても平気です。もともと外敵から身を守るため、シッポの中に自切しやすい構造を持っており、切れた後は切り口から再び同じようなシッポが生えてきます。同じように、イモリはシッポだけではなく、足や眼のレンズ、そして脳や心臓まで完璧に再生する能力があると報告されています。

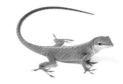

トカゲ

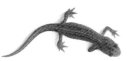

イモリ

　また、プラナリアという1センチメートルほどの小さな生き物は、2つに切ると2匹のプラナリアとなり、4つに切ると4匹のプラナリアになります。こういった具合に非常に再生能力が高い生物もいるのです。

プラナリアが再生する様子

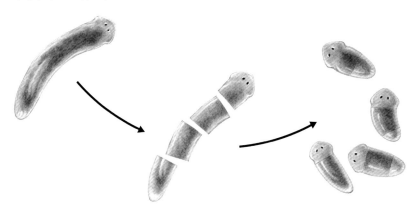

（出典『幹細胞ハンドブック —からだの再生を担う細胞たち—』）

⦿ 生き物はみな細胞からできている

　私たち人間を含め、動物、植物といった生き物はみな、「細胞」と呼ばれる小さな袋が集まってできています。1665年にイギリス人学者ロバート・フックが、コルクを観察するとたくさんの小さな部屋からできていることを見つけ、その部屋を「細胞（Cell）」と名付けました。一口に細胞といっても様々な種類の細胞があり、大きさも形も多様です。動物の細胞と植物の細胞とでは性質も見た目も大きく異なります。植物細胞の周りには細胞壁という硬い壁があり、太陽の光の力を使ってエネルギーを作り出す（光合成を行う）葉緑体がありますが、動物細胞にはそれらはありません。

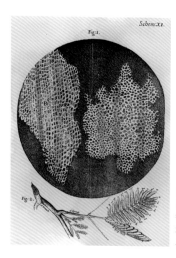

ロバート・フックが描いたコルクの断面図。コルクの組織を顕微鏡で観察したフックは、ハチの巣のような小部屋が多数あるのを発見し、これを「Cell」と名付けた。

　また、動物でも一つの個体は様々な種類の細胞が集まってできています。例えば、脳から運動の指令を伝える細長い形をした神経の細胞、体全体を支えるための骨の細胞もあれば、体を動かすために伸び縮みする筋肉の細胞もあります。ヒトの場合、200種類以上の細胞が40兆個くらい集まって一人の体を作っていると推計されています。多種類で大量の細胞からなる私たちの体ですが、大本をたどるとすべてたった一つの細胞である受精卵からできています。

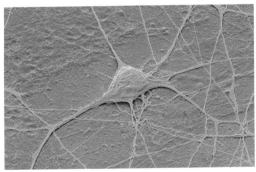

神経細胞

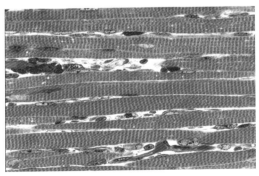

筋肉細胞（骨格筋）

受精卵は分裂を行い、2個、4個、8個と次第に細胞の数を増やしていきます。初めのうちは分裂してできたどの細胞も同じように、ほぼ無限に分裂し続ける能力と、あらゆる細胞へと変化する能力（分化多能性）を持っています。やがて分裂が進むにつれて少しずつ異なる性質を持った細胞へと分かれていきます。このことを「分化」といいます。受精卵からおよそ5日経過した胚盤胞と呼ばれる時期には、大きく2種類の細胞に分かれます。胚盤胞は中空の球状に集まった細胞とその内側の空洞に落ち込んだ細胞からできています。その構造は、まるでシュークリームのよう。外側の"皮"の部分の細胞は将来母親と胎児とをつなぐ胎盤の元の細胞となる

受精卵が細胞分裂を繰り返して成長していく様子

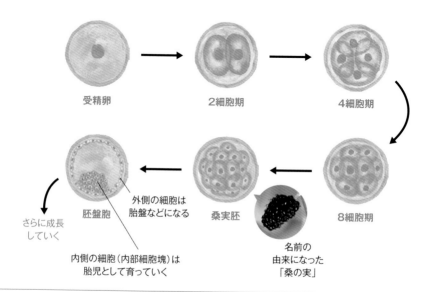

受精卵　　2細胞期　　4細胞期

胚盤胞　　外側の細胞は胎盤などになる　　桑実胚　　8細胞期

さらに成長していく

内側の細胞（内部細胞塊）は胎児として育っていく

名前の由来になった「桑の実」

ワディントンのエピジェネティックランドスケープ

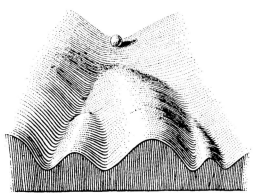

(C. H. Waddington, The Strategy of the Genes, 1957より引用)

のに対して、内側の"クリーム"の部分の細胞は内部細胞塊と呼ばれ、胎児の体全体を作っていきます。

　内部細胞塊は、その後、外胚葉・中胚葉・内胚葉と大きく3つに分かれ、さらに分化が進んでいきます。最終的には神経細胞や筋肉細胞など特化した役割を持つ細胞になり、分裂する能力や他の細胞へと変化する能力は失われていきます。こうした細胞が分化する性質を端的に表したモデルが、ワディントンのエピジェネティックランドスケープです。細胞の分化は山の谷筋を球が転がり落ちるように自然に起こり、一旦役割が決まった細胞、つまりある谷筋に入った細胞がまた山頂（受精卵）の方に戻ったり、尾根を越えて他の谷筋（他の種類の細胞）に進んだりすることは通常ありません。

このように、細胞の分化が進んだときに、細胞の設計図である遺伝子はどのように変化しているのでしょうか。

　一旦細胞の役割が決まると他の細胞に変化できないことから、古くは、分化した細胞では決まった役割に必要な遺伝子のみを保持していて、その他の遺伝子は捨てられてしまっているという考え方が主流でした。つまり、最終的に皮膚の細胞に変わった細胞は、皮膚を作るための遺伝子のみを持っていて、それ以外に使われる遺伝子はなくしてしまっていると考えられていました。それに対して、分化した細胞も、全身を作るために必要な遺伝子をすべて維持しているという可能性を見出したのが、ジョン・ガードンらの研究です。

● 初期化の発見

　1960年頃、イギリス・オックスフォード大学のジョン・ガードンらは、アフリカツメガエルの、分化して役割が決まってしまった細胞の遺伝子を使って、新しく一匹のカエル（オタマジャクシ）を生み出しました。

　この当時はすでに、遺伝子は細胞の核にあることが知られていました。ガードンらは、アフリカツメガエルの卵の核を破壊し、オタマジャクシの小腸の細胞（分化した細胞）から核のみを取り出してきて、卵に移植をしました。つま

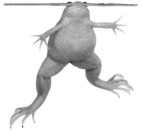

アフリカツメガエル

動物細胞の簡単な構造

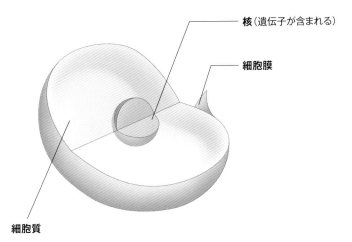

核（遺伝子が含まれる）

細胞膜

細胞質

り小腸の細胞の遺伝子を持った卵を作ったこと
になります。もし、小腸の細胞は小腸を作るた
めに必要な遺伝子以外を持っていないのであれ
ば、この卵から全身を作ることはできないはず
です。しかし実際には、確率は低かったものの、
この卵からオタマジャクシ、さらにはカエルを
発生させることができました。つまり、小腸の
細胞の核も、カエル全身の細胞を作るために必
要な遺伝子すべてを持っていることが証明され
たのです。

　この実験結果は、当時権威のある生物学者の
説とは合わなかったことや、高度なテクニック
を必要とする実験だったために結果が再現され
にくかったことから、なかなか受け入れられま
せんでした。しかし、ガードン自らが様々な細

胞で同様の結果が得られることを示し、誤りで
はないことを証明していきました。

　こうしたガードンらが行った研究から、分化
した体細胞の核はどれも全身を作るための遺伝
情報を持っていることと、卵の核以外の部分
（細胞質）には遺伝情報を再びあらゆる細胞を
作るために使えるようにする力、つまり初期化
する力があることがわかったのです。

◉ 様々な幹細胞

　体内の多くの細胞は最終的な役割が決まった
細胞であり、分裂することはほとんどありま
せんし、他の細胞に変化することもありません。
しかし私たちの体は日々新陳代謝が行われてお
り、古くなった細胞は剥がれ落ちるなどしてそ
の役目を終えていきます。体の中で新しい細胞
が作られ続けるおかげで、機能を維持すること
ができます。このように新しい細胞を作り続け
る役割を果たしているのが幹細胞です。

　幹細胞は、①分裂して自分自身と同じ細胞を
作る能力と、②自分自身とは少し性質の異なる
細胞を作る能力の2つを合わせ持っています。
前者があるために体内の細胞の数を保つことが
できますし、後者があるために分化することが
できます。

幹細胞が持つ2つの性質

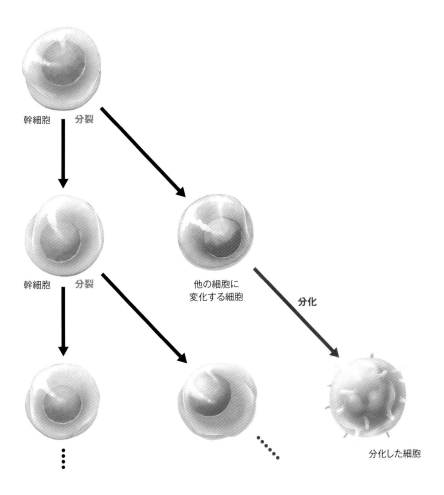

幹細胞　**分裂**

幹細胞　**分裂**

他の細胞に
変化する細胞

分化

分化した細胞

iPS細胞は幹細胞の一つ。幹細胞には2つの大きな特徴がある。一つは「自分自身と同じ細胞を作れる」こと、もう一つは「他の細胞に変化できる」ことである。

（出典『幹細胞ハンドブック ―からだの再生を担う細胞たち―』）

代表的な幹細胞に、体性幹細胞（あるいは成
体幹細胞）と呼ばれるものがあります。体性幹
細胞は体の中に存在し、神経幹細胞（神経系の
細胞のもと）や間葉系幹細胞(骨や脂肪など様々

代表的な体性幹細胞

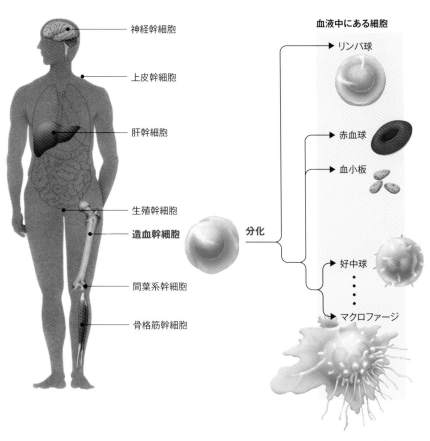

神経幹細胞

上皮幹細胞

肝幹細胞

生殖幹細胞

造血幹細胞

間葉系幹細胞

骨格筋幹細胞

分化

血液中にある細胞

リンパ球

赤血球

血小板

好中球

マクロファージ

（出典『幹細胞ハンドブック ―からだの再生を担う細胞たち―』）

な細胞のもと）、骨格筋幹細胞（骨格筋細胞の
もと）そして造血幹細胞（血液細胞のもと）など、
すでにいくつもの種類が見つかっています。

　一番古くから治療に使われているのが様々な
血液細胞を作る造血幹細胞です。白血病などの
治療法の一つである骨髄移植は、造血幹細胞を
含む骨髄を移植することで、患者さんの体内で
血液の細胞が作られるようにするものです。こう
した体性幹細胞は分化する細胞の種類に限りが
あります。例えば造血幹細胞は血液の細胞（白血
球や赤血球、血小板など）には分化しますが、他
の細胞に分化することはありません。

　体性幹細胞より幅広い種類の細胞に分化でき
る細胞として、より受精卵に近い状態の細胞もい
くつか作られました。特に、胚盤胞の内部細胞
塊から取り出した細胞を、人工的に培養できるよ
うにしたES細胞が有名です。ES細胞は受精卵に
近い状態の性質を持っており、無限に増殖する
能力と体中のほぼすべての細胞へと分化する能
力を持ちます。1981年に初めてマウスES細胞の
作製が報告されました。その後、ヒトでも同様に
ES細胞が作れるのではないかと研究が進められ、
1998年にはヒトES細胞が報告されました。ES細
胞は体中の色々な細胞に変化できるという能力
から、様々な病気の治療法の開発に貢献すると
期待されています。

一方で、ES細胞の作製に受精卵を使うことに抵抗を感じる人も少なからず存在し、ES細胞の使用に厳しい制限が設けられて、容易に研究に用いることができない状況もありました。そうした中、受精卵を使わずとも、ES細胞と同等の能力を持つ細胞を作れないかという発想で生まれたのがiPS細胞です。

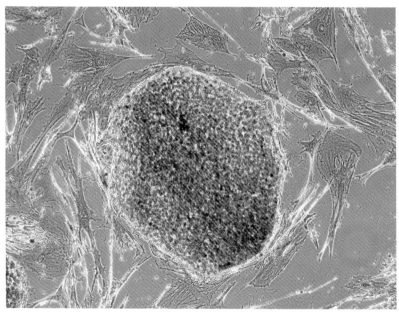

ヒトiPS細胞。中央のかたまりは1個のiPS細胞ではなく、多数のiPS細胞が集まったもの。周辺の細長い細胞はフィーダー細胞といい、iPS細胞を培養する際にサポートをする。現在ではフィーダー細胞なしでも培養できる技術が登場している。

ES細胞とiPS細胞の作り方

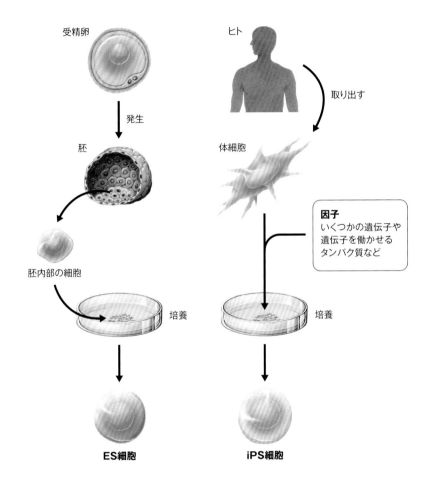

ES細胞は胚（受精卵が分裂して胎児になるまでの初期段階）の中にある細胞を取り出して培養してできる。
一方、iPS細胞は体の細胞から作製する。当初は、皮膚などの細胞に4つの因子を導入して作製していた。
ES細胞とiPS細胞の大きな違いは胚から作るか、体の細胞から作るかということ。

（出典『幹細胞ハンドブック —からだの再生を担う細胞たち—』）

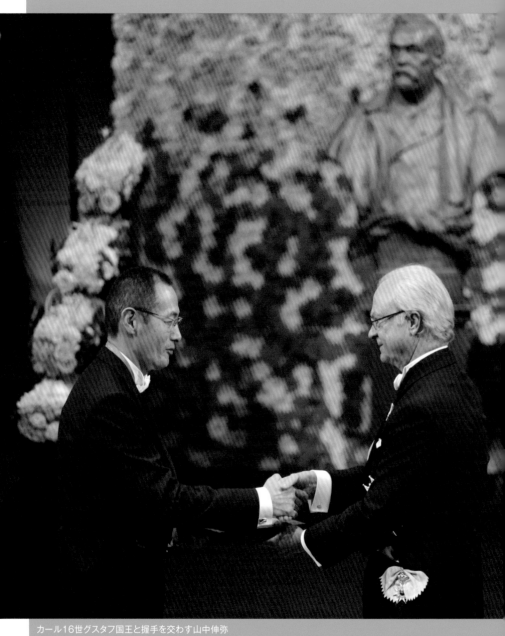

カール16世グスタフ国王と握手を交わす山中伸弥

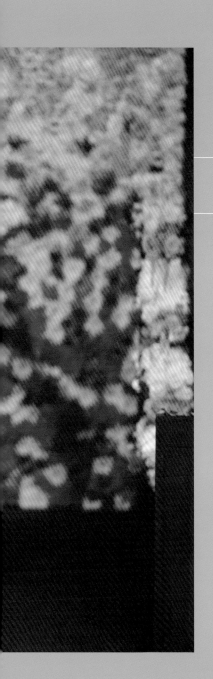

iPS細胞の誕生

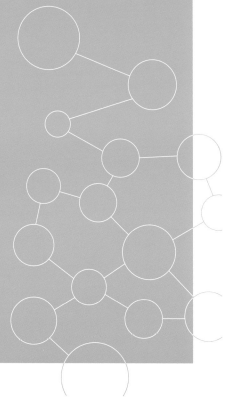

1 iPS細胞誕生秘話

● 3つの研究の流れ

　iPS細胞ができるまでには大きく3つの研究の流れがありました。一つはプロローグでも紹介した、細胞の中にある核を初期化して全身の細胞を作る能力を復活させる研究です。ジョン・ガードンらのカエルを使った研究により、全身の細胞がそれぞれその個体すべての遺伝子を持っており、全身の細胞へと分化する能力を取り戻

ジョン・ガードンらの核移植実験

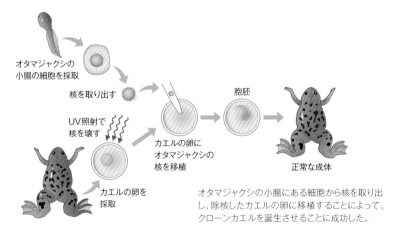

オタマジャクシの
小腸の細胞を採取

核を取り出す

UV照射で
核を壊す

カエルの卵に
オタマジャクシの
核を移植

カエルの卵を
採取

胞胚

正常な成体

オタマジャクシの小腸にある細胞から核を取り出し、除核したカエルの卵に移植することによって、クローンカエルを誕生させることに成功した。

す力が卵の細胞質にあることが明らかになりました。さらに、イアン・ウィルマットらは同様に、成体ヒツジの乳腺細胞の核を別のヒツジの卵子に移植し、遺伝情報が成体ヒツジと同一であるクローンヒツジを誕生させました。1996年に生み出された最初のクローンヒツジは「ドリー」と名付けられ、誕生が発表されると世界中で話題となりました。ヒトでも体の細胞を初期化し、全身の細胞に分化する能力を持たせることができ

クローンヒツジ「ドリー」の誕生

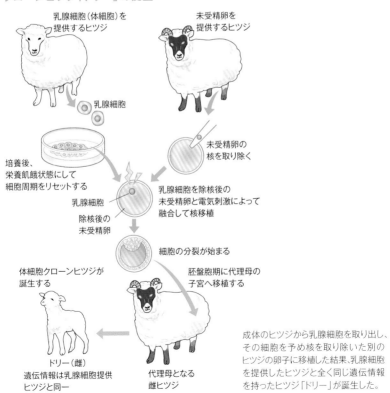

乳腺細胞（体細胞）を
提供するヒツジ

未受精卵を
提供するヒツジ

乳腺細胞

培養後、
栄養飢餓状態にして
細胞周期をリセットする

未受精卵の
核を取り除く

乳腺細胞

除核後の
未受精卵

乳腺細胞を除核後の
未受精卵と電気刺激によって
融合して核移植

細胞の分裂が始まる

体細胞クローンヒツジが
誕生する

胚盤胞期に代理母の
子宮へ移植する

ドリー（雌）
遺伝情報は乳腺細胞提供
ヒツジと同一

代理母となる
雌ヒツジ

成体のヒツジから乳腺細胞を取り出し、
その細胞を予め核を取り除いた別の
ヒツジの卵子に移植した結果、乳腺細胞
を提供したヒツジと全く同じ遺伝情報
を持ったヒツジ「ドリー」が誕生した。

るのではないかと研究が進められていました。

　二つ目は、ES細胞をはじめとした多能性幹細胞を作る研究です。1981年にマーティン・エヴァンズおよびマシュー・カウフマンらのグループからマウスでES細胞を作れることが発表された後、1998年にはジェームズ・トムソンのグループがヒトES細胞作製の報告を行いました。こうした研究により、ヒトの多能性幹細胞を人工的に維持し培養するための技術が確立されていました。また、林崎良英がマウスES細胞で働いていると考えられる遺伝子のデータベースを公開したことにより、ES細胞の特徴を決める遺伝子の探索がしやすい状況になっていました。

　最後の一つは、遺伝子を導入することにより細胞の運命を変化させるという研究です。MyoDという遺伝子が、脂肪や骨の元になる細胞など、筋肉以外の細胞を筋肉の細胞へと変化させる力があることがわかり、たった一つの遺伝子でも大きく細胞の運命を変化させ得ることが注目されました。

　これらの研究の積み重ねにより、少数の遺伝子を働かせることにより細胞の運命を大きく変え、ES細胞のような多能性幹細胞を人工的に作るという、iPS細胞が生まれる素地ができてきていました。

　マウスの皮膚の細胞に4つの遺伝子（Oct3/4、Sox2、Klf4、c-Myc)を導入し、iPS細胞を作製したと報告した論文が発表されたのは2006年8月

のこと。当時の社会は、幹細胞研究に対して必ずしもポジティブな雰囲気ではありませんでした。2004年にファン・ウソクらのグループが、体細胞からクローン技術を使って、ES細胞を作製したと報告していましたが、その論文に不正があることが2005年に発覚し、関連する論文がすべて撤回されたという事件がありました。そのため、マウスiPS細胞の論文の内容も当初は本当に正しいかどうか、厳しい疑いの目で見られることは必至でした。山中伸弥はそうした状況もあり、自身の研究室内の別のチームの研究者に再現実験を依頼するなど、念入りに再現性の確認をしました。また、万が一の間違いがあったとしても最小限の影響で済むように、論文の著者は自身とこの成果に一番貢献した髙橋和利の名前だけにするなど、慎重に論文を作成したそうです。

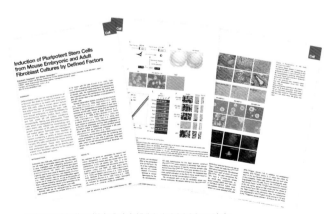

マウスiPS細胞の樹立成功を報告した2006年の論文
論文名：Induction of Pluripotent Stem Cells from Mouse Embryonic and Adult Fibroblast Cultures by Defined Factors（Takahashi K, Yamanaka S: Cell 2006;126:663-676）

● ヒトiPS細胞論文競争

　マウスiPS細胞の成果も大変インパクトがあるものでしたが、同じ哺乳類とはいえどもヒトではない動物での成果であり、専門家の間ではまだ医療に使えるような技術としては認知されていませんでした。そして次はヒトの細胞から同じようにiPS細胞が作れるかどうか、世界中の研究者が先を争って研究を行いました。その結果、翌年の2007年には山中伸弥の研究グループとアメリカのジェームズ・トムソンの研究グループが11月に、さらにアメリカのジョージ・デイリーの研究グループが12月に、それぞれ独自の研究成果としてヒトiPS細胞の作製成功を学術誌で発表しました。山中とトム

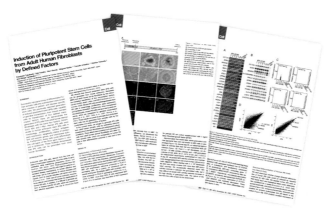

ヒトiPS細胞の樹立成功を報告した2007年の論文
論文名:Induction of Pluripotent Stem Cells from Adult Human Fibroblasts by Defined Factors
(Takahashi K, Tanabe K, Ohnuki M, Narita M, Ichisaka T, Tomoda K, Yamanaka S: Cell 2007;131:861-872)

ソンの論文はそれぞれセル誌とサイエンス誌に
同日に掲載されましたが、この背景には、もと
もと発行日が1日後であったサイエンス誌が発
行を前倒ししたということがありました。それ
ほど、この発表は重大なものと受け止められた
ようです。

　なお、山中のグループはマウスiPS細胞を作
製するときに用いたのと同じ4つの遺伝子
（OCT3/4、SOX2、KLF4、c-MYC）をヒトの
皮膚の細胞の中に入れることでiPS細胞の作製
に成功したのに対して、トムソンのグループは
異なる4つの遺伝子の組み合わせ（OCT3/4、
SOX2、NANOG、LIN28）を使っていました。
また、デイリーのグループは6種類（OCT3/4、
SOX2、KLF4、c-MYC 、hTERT、SV40
large T）の遺伝子の組み合わせでiPS細胞を作
製しました。同じiPS細胞でも、その作製法に
は幾通りもあることもわかりました。

　iPS細胞がヒトの細胞からも作ることができ
るということはわかりました。しかし、どうし
て体細胞がiPS細胞に変化するのかというメカ
ニズムについては、10年以上経った現在でも
完全にはわかっておらず、世界中の研究者が研
究を続けています。そしてこれまで、遺伝子の
細胞への送り込み方を変更した方法、遺伝子を
使わず他の因子の組み合わせで作る方法など、
様々なiPS細胞の作製方法が研究されてきま
した。

ノーベル賞受賞

　2012年のノーベル生理学・医学賞はジョン・ガードンと
山中伸弥の2名での共同受賞となりました。受賞理由は「動
物の分化した細胞が、多能性幹細胞へと初期化できること
を発見した」(ノーベル財団発表)ことによるものでした。
　iPS細胞の発表後、いつかは山中がノーベル賞を受賞す
るだろうと注目されており、例年、ノーベル賞が発表され
る10月上旬の月曜日には、多数のメディアがその好機を
とらえようと、京都大学まで押し寄せていました。2012
年の発表日はたまたま体育の日で祝日であったため、山中
も自宅で受賞の知らせを受け取ることになりました。

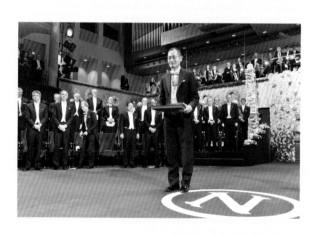

② iPS 細胞とは？

◉「人工」「多能性」「幹細胞」

　iPS細胞を日本語にすると、「人工（induced）多能性（Pluripotent）幹細胞（Stem cell）」。この漢字8文字を「人工」「多能性」「幹細胞」と3つに分解すると、iPS細胞の特徴が見えてきます。

　「人工」は読んで字のごとく、人の手で作り出したということ。iPS細胞は皮膚や血液など、体の細胞に初期化因子（開発当初は4種類の遺伝子）を人工的に送り込むことで作られます。ですので、私たちの体の中を含め、自然界には存在しない細胞です。

　「多能性」は「多くの能力を持つ性質」。ここでの「能力」は、他の細胞に変化（分化）する能力を指します。つまり、多能性は、体の多くの細胞に変化する能力を持つ、ということになります。

　そして、「幹細胞」は、自分自身のコピーを作る一方、他の細胞に変化できる細胞です。

　「人工」「多能性」「幹細胞」の意味するところをまとめると、iPS細胞には大きく次の3つの特徴があるといえます。

① ほぼ無限に増えることができる

② 体のあらゆる細胞に分化することができる

③ 一人ひとりの細胞からiPS細胞を作ることができる

　これらの特徴について、それぞれ見ていきましょう。

① ほぼ無限に増えることができる

　一度iPS細胞ができると、適切な培地と条件下で、ほぼ無限に増えることができます。

　iPS細胞は通常、プラスチックのシャーレ（培養皿）の中で作製されます。作ったiPS細胞を

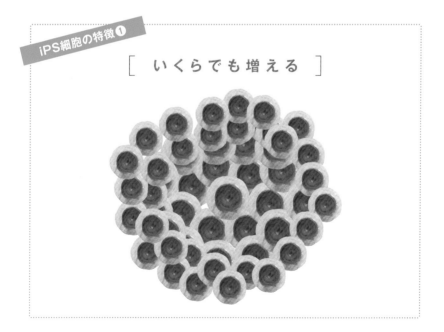

iPS細胞の特徴①

[い く ら で も 増 え る]

　増やす（培養する）ときは、iPS細胞の入った
シャーレに培地を入れて、CO_2インキュベー
ターという装置の中に置きます。
　培地（培養液）には、iPS細胞が分裂するため
に必要な成分や、iPS細胞が多能性を維持する
ための成分（タンパク質や化合物など）が含ま
れており、その成分をiPS細胞が取り込んで細
胞分裂を繰り返し、自身のコピーを作ります。
そして、培養には培地に加えて適切な条件が必
要です。約37℃という温度、約95％の湿度、
そして5％の二酸化炭素濃度（培養に適したpH
を保つ）が、細胞が増えるのにはちょうどよく、
CO_2インキュベーターの内部ではその条件が保
たれています。

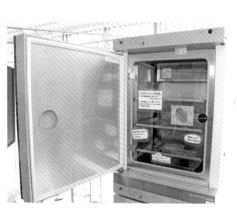
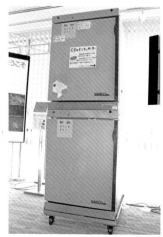

CO_2インキュベーター（培養器）。細胞培養に適した環境を保つための装置。山中らのグループがiPS
細胞を開発するときに実際に使用したもので、最初のiPS細胞もこの装置の中で培養された。

なお、培地はシャーレに一度入れたら終わりではありません。常に新鮮な成分をiPS細胞に与えて増殖を促すため、古くなった培地は吸い出して廃棄し、新しい培地を入れます。この培地交換は、約1日おきに行う必要があるため、iPS細胞を増やすときは、休日でも、細胞の都合に合わせて培養作業をすることもあります。

　iPS細胞が分裂を繰り返し、その数が多くなってくると、シャーレにいっぱいになってきます。それをさらに増やしていきたい場合は、一部を新しいシャーレに移し替えて培養を続けます。これを「継代」と呼びます。こうしてiPS細胞をどんどん増やしていくことができます。

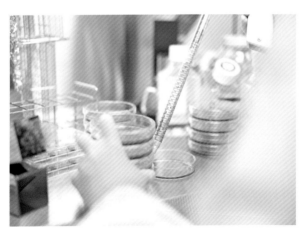

iPS細胞を培養している様子。シャーレの中に培地とiPS細胞が入っている。培地の薄いピンク色はpH指示薬の色で、細胞の老廃物が溜まったり、雑菌等が混ざったりすると黄色くなる。

継代後のヒトiPS細胞の増殖

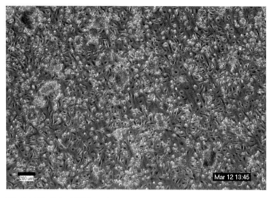

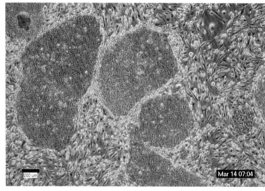

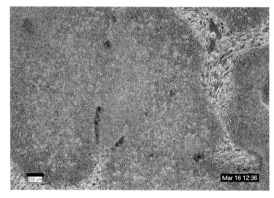

写真撮影:
京都大学iPS細胞研究所
浅香勲

血液細胞からiPS細胞となり増殖する様子

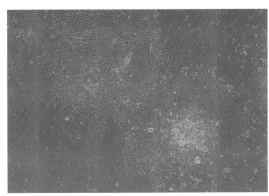

2週間程度で血液細胞がiPS細胞となり増殖する。1つのiPS細胞が多数分裂して集合体（コロニー）を作る。コロニー同士がくっつくほど増えると、継代といって新しいシャーレに植え替える作業をする。

② 体のあらゆる細胞に
分化することができる

　iPS細胞は、さらに人工的な操作を加えることで、筋肉の細胞や肝臓の細胞など、体の様々な細胞に変化することができます。例えばiPS細胞から心筋細胞を作ると、私たちの心臓がドクドクと拍動するのと同じように波打つ心筋細胞がシャーレ上にできます（心筋細胞は、体内で唯一自律的に動く細胞です）。

　iPS細胞からほしい細胞を作るとき、その作り方は細胞の種類によって異なります。筋肉の細胞と肝臓の細胞を作る場合では、その「レシ

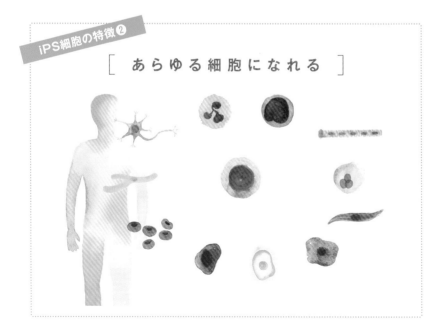

iPS細胞の特徴❷

[あらゆる細胞になれる]

ピ」が異なるのです。では、どのようにして
iPS細胞から体の細胞を作るのでしょうか。

　ヒントとなるのは、母胎の中で受精卵から胎
児が育っていくプロセス。その過程では、受精
卵が分裂してできたたくさんの細胞が、その周
りの因子（細胞から分泌される低分子タンパク
質であるサイトカインなど）によって影響され、
いくつかの段階を経て、筋肉細胞など特定の細
胞へと分化していきます。その現象と同じこと
を、シャーレ上で擬似的に再現するのです。何
日後に、あるタンパク質もしくは化合物をどの
ぐらいの量を入れ、さらに何日後には他の種類
の物質を入れると次の段階の細胞に進み、さら
に……というように段階的に、適切なタイミン
グで、適切な物質を、適切な量加えることで、
目的の細胞へと運命が導かれていきます。

ヒトiPS細胞から分化誘導された心筋細胞

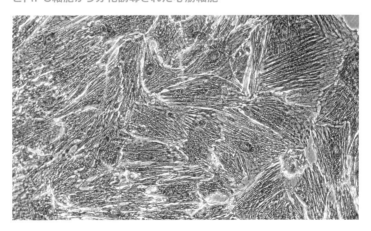

　何事も初めてのことをやってみるというのは、手探りで時間がかかってしまうものです。この「レシピ」探しも然り。ES細胞が開発され、それから色々な体の細胞を作るための「レシピ」探しの研究が盛んに行われてきました。iPS細胞はES細胞と非常によく似ているので、特定の細胞を作るときにほぼ同じ「レシピ」を使うことができます。iPS細胞が開発されてから比較的早く臨床応用に向けた研究が進んでいるのは、ES細胞での研究の知見が生かされているからなのです。

　今までに様々な細胞の「レシピ」が見つかってきましたが、すべての細胞の「レシピ」が明らかになっているわけではありません。それでは、なぜiPS細胞があらゆる細胞へと分化する能力を持つといえるのでしょうか？　細胞の多

ヒトiPS細胞から分化誘導された肝臓の細胞

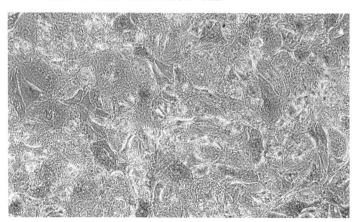

能性を検証する一つの方法として、免疫力をなくしたマウスに細胞を移植して、外胚葉・内胚葉・中胚葉それぞれの組織を含む奇形腫（テラトーマ）を作るかどうかを確認するという方法があります。3胚葉のいずれも奇形腫の中に確認できれば、その細胞はあらゆる細胞へと分化することができると考えられるのです。

　①②の特徴から、iPS細胞（ES細胞でも同様）の医療応用の一つとして「再生医療」が期待されています。体内でうまく働いていない細胞を、iPS細胞から作り、移植することでその機能を補おうとするものですが、注意をしなければいけない点があります。それは、iPS細胞をきちんと目的の細胞（例えば心筋細胞）に変化させてから体内に移植する必要があるということです。

マウスの体内に移植したヒトiPS細胞から分化した筋肉組織

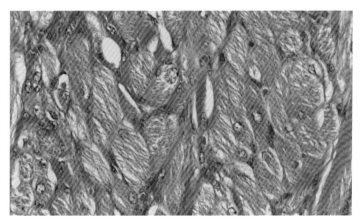

　無限増殖能と多能性を持つiPS細胞をそのま
ま体内に移植してしまうと、体内で好き勝手に
増殖してしまい、心筋細胞や神経細胞、骨の細
胞など様々な細胞に変化してしまうことが考え
られます。本来必要としている細胞以外の細胞
がたくさんあることで悪い影響が及ぶ可能性が
あります。一方、iPS細胞から役割の決まった
細胞を作ると、その増殖能と多能性は失われま
す。そのため、目的の細胞をきちんと作り、な
おかつ、それだけを選別して移植をすることが
重要になります。

③ 一人ひとりの細胞から
iPS細胞を作ることができる

　iPS細胞は皮膚や血液など体の細胞から作ら
れるため、一人ひとりから「自分の」iPS細胞

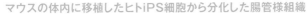

マウスの体内に移植したヒトiPS細胞から分化した腸管様組織

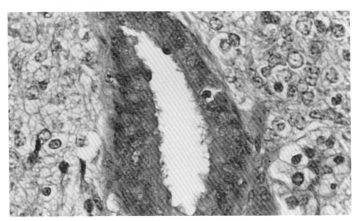

を作ることができます。子どもからも、年配の方からも、健康な方からも、患者さんからもiPS細胞は作ることができます。

　一つ一つの細胞（核のない赤血球などを除く）には、父親・母親からそれぞれ受け継いだ遺伝情報が含まれていますが、それから作られたiPS細胞にも同じ遺伝情報がそのまま引き継がれます。さらには、iPS細胞から作った体の細胞にも同様に遺伝情報が引き継がれます。そのため、自身のiPS細胞由来の細胞を移植しても、「自己」と認識され、拒絶反応（異物から体を守ろうとする免疫反応）は起きません。

　また、iPS細胞、iPS細胞由来細胞が同じ遺伝情報を持っている、という特徴が、病気のし

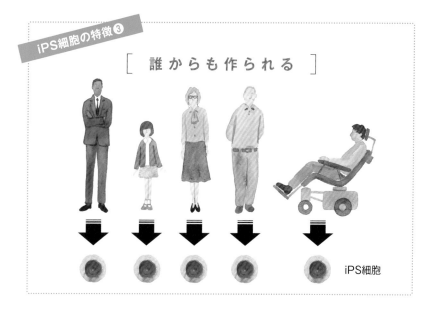

iPS細胞の特徴❸

[　誰 か ら も 作 ら れ る　]

iPS細胞

くみを調べる上でも有用となります。これについては、第Ⅲ章でお話ししていきます。

　ここまで、iPS細胞の特徴を見てきました。このようなiPS細胞を使ってどのような研究がなされているのか、次章から詳しくご紹介します。

皮膚の線維芽細胞から作製したヒトiPS細胞

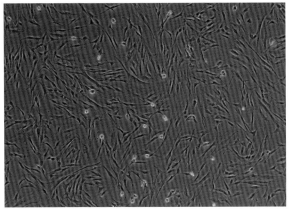

ヒト線維芽細胞

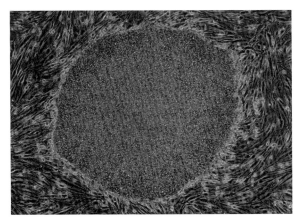

皮膚の線維芽細胞から作製したヒトiPS細胞のコロニー。コロニーの横幅は実寸約0.5mm。

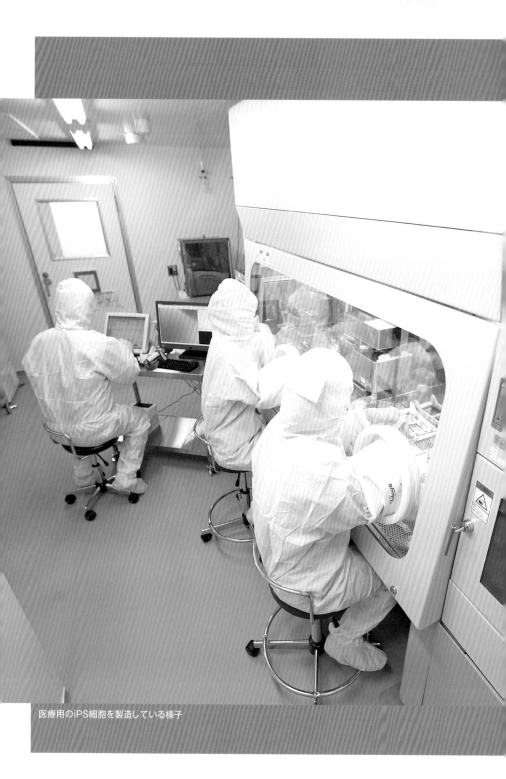

医療用のiPS細胞を製造している様子

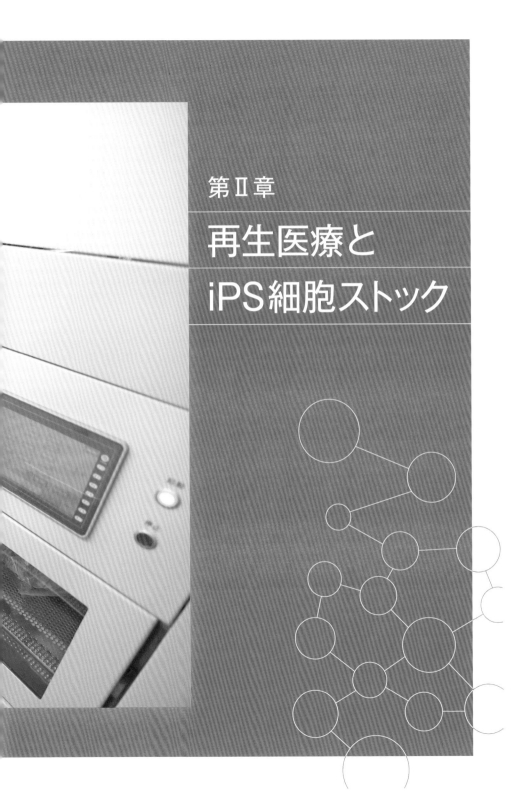

第Ⅱ章

再生医療と
iPS細胞ストック

1 将来の医療を目指した研究

◉ 再生医療とは

　再生医療という言葉はよく使われるようになりましたが、一度定義を振り返ってみたいと思います。日本再生医療学会が運営するサイト『再生医療ポータル（https://saiseiiryo.jp/about/）』では以下のように説明されています。

『再生医療』とは、機能障害や機能不全に陥った生体組織・臓器に対して、細胞や人工的な材料を積極的に利用して、損なわれた機能の再生をはかるものです。これまで治療法のなかったケガや病気に対して、新しい医療をもたらす可能性があります。（後略）

　また、厚生労働省の「再生医療等の安全性の確保等に関する法律」の第二条では以下のように定義されています。

第二条
この法律において「再生医療等」とは、再生医療等技術を用いて行われる医療（医薬品、医療機器等の品質、有効性及び安全性の確保等に関する法律（昭和三十五年法律第百四十五号。以下「医薬品医療機器等法」という。）第八十条の二第二項に規定する治験に該当するものを除く。）をいう。

2　この法律において「再生医療等技術」とは、次に掲げる医療に用いられることが目的とされている医療技術であって、細胞加工物を用いるもの（細胞加工物として再生医療等製品（医薬品医療機器等法第二十三条の二十五又は第二十三条の三十七の承認を受けた再生医療等製品をいう。第四項において同じ。）のみを当該承認の内容に従い用いるものを除く。）のうち、その安全性の確保等に関する措置その他のこの法律で定める措置を講ずることが必要なものとして政令で定めるものをいう。

一　人の身体の構造又は機能の再建、修復又は形成
二　人の疾病の治療又は予防

　つまり、再生医療とは身体の構造や機能を再建・修復したり、病気の治療や予防をしたりすることを目的として細胞を使う医療のことです。

細胞を使わないものは再生医療とはいいません。使用する細胞としては、間葉系幹細胞やES細胞、iPS細胞などが想定されます。

　すでに日本では7種類の再生医療等製品が承認されており（うち3種類は条件および期限付承認）、再生医療が始まっています。これらの製品の材料は、患者さん自身の皮膚の細胞や、骨格筋由来細胞など、体性幹細胞に分類される細胞です（下表を参照）。

2020年2月現在で承認されている再生医療等製品

販売名	対象疾患
ジェイス （ヒト（自己）表皮由来細胞シート）	重症熱傷・先天性巨大色素母斑・栄養障害型表皮水疱症および接合部型表皮水疱症
テムセル®HS注 （ヒト（同種）骨髄由来間葉系幹細胞）	造血幹細胞移植後の急性移植片対宿主病
ジャック （ヒト（自己）軟骨由来組織）	膝関節における外傷性軟骨欠損症または離断性骨軟骨炎（変形性膝関節症を除く）
キムリア点滴静注 （チサゲンレクルユーセル）	再発または難治性のCD19陽性のB細胞性急性リンパ芽球性白血病・再発または難治性のCD19陽性のびまん性大細胞型B細胞リンパ腫

2020年2月現在で条件および期限付承認の再生医療等製品

販売名	対象疾患
ハートシート （ヒト（自己）骨格筋由来細胞シート）	虚血性心疾患による重症心不全
ステミラック注® （ヒト（自己）骨髄由来間葉系幹細胞）	外傷性脊髄損傷
コラテジェン筋注用4mg （ベペルミノゲン ペルプラスミド）	慢性動脈閉塞症 （閉塞性動脈硬化症およびバージャー病）

（いずれも『再生医療ポータル』（https://saiseiiryo.jp/）より引用）

◉ iPS細胞技術の再生医療への応用

　iPS細胞を使った再生医療は、2014年に世界で初めて、日本で臨床研究が行われました。当時、理化学研究所の高橋政代らが、滲出型加齢黄斑変性の患者さんの皮膚の細胞から作製したiPS細胞を網膜色素上皮細胞へと変化させ（分化誘導）、患者さんへと移植しました。この手術は、患者さん由来の細胞を同じ患者さんに移植したので、自家移植と呼ばれます。この臨床研究で移植を受けた患者さんは1名のみでしたが、安全性や有効性に期待を持てる結果が得られました。また、自家移植の他の例としては、血小板減少症の患者さんにiPS細胞由来の血小板を輸血する臨床研究もすでに行われています。その後、日本ではiPS細胞ストック（後述）を使って、パーキンソン病・角膜上皮幹細胞疲弊症・重症虚血性心筋症・脊髄損傷・関節軟骨損傷などに対する臨床研究や治験が続々と開始され始めています。

　海外ではオーストラリアで急性移植片対宿主病（GVHD）を対象として、iPS細胞から作製した間葉系幹細胞を移植する治験が開始されています。もともとES細胞研究がiPS細胞研究に先行していたこともあり、日本以外の国では、今のところES細胞を使った臨床研究の方が多いようです。ただ、ES細胞もiPS細胞も技術はほぼ共通ですので、日本での臨床研究・治験の結果によっては、海外でもiPS細胞を使った研究が一気に

進んでくる可能性もあります。

　なお、国内外の臨床研究・治験に関する情報は、専門的かつ英語で記載されていますが、米国国立衛生研究所（NIH）が運営するウェブサイト『ClinicalTrials.gov（https://clinicaltrials.gov/）』にて閲覧することができます。日本国内の臨床試験は、『UMIN臨床試験登録システム（UMIN-CTR）（https://www.umin.ac.jp/ctr/index-j.htm)』というウェブサイトにも情報が公開されています。これらのウェブサイトを通じて、最新の状況を知ることができます。

2 再生医療用 iPS 細胞ストック

　2014年に行われた加齢黄斑変性に対する臨床研究では、患者さんの細胞を採取してから移植する細胞を準備するまでに10ヶ月程度の期間がかかり、各種検査のために1億円近い費用が必要となりました。一人の患者さんでこれだけの時間と費用がかかっていたのでは、多くの患者さんに届けることは難しくなってしまいます。より短時間に、より安価に、移植用細胞を作製し提供する必要があります。そのため、京都大学iPS細胞研究所（CiRA）を中心に、他の多くの人に移植をしても免疫拒絶反応を起こしにくい細胞のもととなる、高品質なiPS細胞株を予め作製して凍結保存しておく「再生医療用iPS細胞ストックプロジェクト」が進められてきました。

◉ iPS細胞ストックと移植手術

　自家移植は、服の仕立てに例えるとオーダーメイドです。オーダーメイドでは、一人ひとりに最適な服を作ることができますが、採寸をしてから作り始めるので、完成するまでに時間がかかりますし、また費用もかかってしまいます。

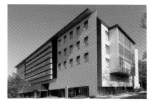

2010年4月、世界初のiPS細胞に特化した研究機関として設立されたCiRA。

一方でiPS細胞ストックプロジェクトが目指す
のは、レディーメイドです。一人ひとりに完璧
に合った細胞ではないかもしれませんが、S、
M、Lといったサイズの服が作られるように、
予め数種類のサイズを用意しておくことで、多
くの人に比較的合ったものを早く提供すること
ができます。

　移植時の免疫拒絶反応を抑えるために、合わ
せなければならないのは細胞の型を表すHLA
（Human Leukocyte Antigen＝ヒト白血球抗
原）というタンパク質です。iPS細胞ストックプ
ロジェクトでは、HLAの遺伝子を特殊な組み
合わせで持つ健康なボランティアの方にご協力
いただき、皮膚や血液の細胞を採取します。そ
の細胞から作製したiPS細胞の中から、品質の
良いものを選んで、iPS細胞ストックとして凍結
保存します。凍結したiPS細胞を必要な機関へ
と提供し、各機関で必要な細胞へと分化させて
移植をします。2015年に最初のiPS細胞ストッ

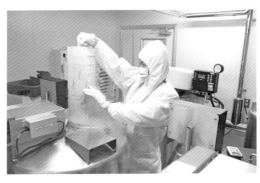

iPS細胞ストックは、再生医療研究
において必要としている研究・医療
機関に配布される。

クが出荷され、2020年2月末現在では、4種類のHLA型のiPS細胞ストックが提供されており、日本人のおよそ40％に対して、移植時の免疫拒絶反応を大きく抑えられると考えられています。

　2017年には、このiPS細胞ストックから作られた、網膜色素上皮細胞の移植手術が5名の患者さんに行われました。その後も、iPS細胞ストックを使った臨床研究・治験が続々と開始されています。2018年10月にパーキンソン病の患者さんにドパミン神経細胞の移植手術が、2019年7月には角膜上皮幹細胞疲弊症の患者さんに角膜上皮細胞シートを移植する手術が、2020年1月には重症虚血性心筋症の患者さんに心筋細胞シートを移植する手術が、それぞれ行われました。

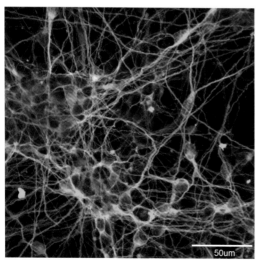

ヒトiPS細胞から誘導したドパミン産生神経細胞。

他にも、2019年2月には亜急性期脊髄損傷の患者さんにiPS細胞由来神経前駆細胞を移植する臨床研究の計画が承認されており、様々な研究でiPS細胞ストックが利用されています。

◉ iPS細胞ストック構想の始まり

ヒトiPS細胞が開発されてから医療への応用が期待されていますが、開発当初はいくつかの課題を抱えていました。まず、体細胞に導入する初期化因子のうちの一つであるc-MYCは、がんに関連する遺伝子として有名なものでした。また、遺伝子を導入する際には、レトロウイルスを使っていましたが、この方法では細胞の中に初めからあった遺伝子を傷つけてしまい、細胞ががん化する可能性がありました。また、iPS細胞を培養するためには、フィーダー細胞という別の種類の細胞を使う必要がありましたが、この細胞はネズミの細胞から作られており、そのまま医療応用をするのは難しい状況でした。

しかし、CiRAの中川誠人らの研究グループがc-MYCよりがん化しにくい初期化因子としてL-MYCを見つけ、CiRAの沖田圭介らの研究グループがレトロウイルスを使わず、エピソーマルプラスミドを使って細胞内の遺伝子を傷つけることなく初期化因子を導入する方法を開発しました。また、iPS細胞の足場となるタンパク質の開発や培養液の改良により、動物細胞由

フィーダー細胞を使わずに培養したヒトiPS細胞

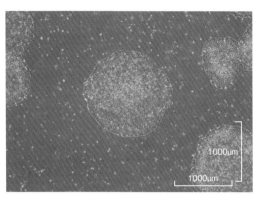

1000μm
1000μm

もともとはフィーダー細胞という細胞を使う必要があったが、足場材などの開発の結果、フィーダー細胞がなくても培養できるようになった。

来のフィーダー細胞を使わずともiPS細胞を培養することができるようになりました。これらの開発のおかげで、少しずつ、医療でも利用可能な技術へと成長していきました。

　iPS細胞は患者さん自身の細胞から作ることができますが、遺伝子に原因がある病気の患者さんの場合は、作った細胞がうまく機能しないことも考えられます。また、iPS細胞を作るまでに長い時間がかかってしまい、すぐに必要な患者さんには効果を発揮しないことが想定されます。先述のとおり、2014年に実施された加齢黄斑変性を対象とした臨床研究では、患者さんの細胞からiPS細胞を作り、移植をする網膜色素上皮細胞ができるまでに10ヶ月程度の時間がかかりました。

　そこで2011年には、将来のiPS細胞による再生医療の普及を見据えて、予め健康な方から

iPS細胞を作製して保存しておき、必要なとき
にそのiPS細胞ストックから必要な細胞を作製
して移植をするというiPS細胞ストックプロ
ジェクトが構想されました。しかし、この場合
は他人由来の細胞を患者さんに移植することに
なりますので、免疫拒絶反応の問題があります。
ちょうどその頃の研究で、特殊なHLA型を持
つ細胞を用いると、多くの人に免疫拒絶反応を
起こしにくくすることができると示唆する論文
が発表されていました。そのような特殊な
HLA型を持つ方にご協力をいただき、作製し
たiPS細胞を保存しておくプロジェクトとして、
iPS細胞ストックはスタートしました。

　2013年からCiRAはiPS細胞研究中核拠点と
して、国から多額の支援を受け、iPS細胞ストッ
クプロジェクトが進められてきました。当初の
目標は、5年間で日本人の約50%をカバーでき
るようなiPS細胞を備蓄することでした。

● 特別なHLA型を
　　効率よく見つける方法

　特殊なHLA型（HLAホモ）を持つ人を見つけ
るのは簡単なことではありません。日本人で最
も多いとされるHLA型一つの細胞で、日本人
の約17%をカバーすることができますが、そ
のような型を持つ人は150人に1人程度の割合
でしかいません。日本人の50%をカバーする

ためにはおよそ10人、80％をカバーするためにはおよそ75人、そうした特殊なHLA型を持つ人を見つけなければなりません。

　もし、ランダムにHLA型を調べるとすると、その75人を見つけるためにはおよそ6万4千人の細胞を調べる必要があります。HLA型を調べる検査は1回で2〜3万円程度かかるので、合計すると15億円くらいの費用が必要になってしまいます。これではあまりにも費用がかかりますし、とてつもなく多くの方に協力をしていただく必要があり、現実的ではありません。

　血液型は調べたことがある人も多いと思いますが、HLA型を調べたことがある人はあまり多くありません。しかし、臓器提供や骨髄移植、

HLAホモの型の種類と日本人のカバー率

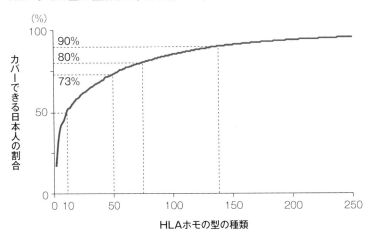

(Okita K. et al.,(2011)"A more efficient method to generate integration-free human iPS cells"より引用・一部改変)

血小板の成分献血の経験がある人や、臍帯血を移植用にと保存した人の場合は、その際にHLA型を調べる必要があるので、ご自身ではよく知らなくても調べた情報があります。その情報を持っている機関に協力いただければ、効率よく対象のHLA型を持つ人を見つけることができます。HLA型の情報を扱っているのは日本赤十字社（以下「日赤」）であり、iPS細胞ストックプロジェクトでは、日赤の協力のもと、必要とする特殊なHLA型をお持ちで、iPS細胞ストックプロジェクトへの協力に同意された方に、案内が送られます。

　最終的に細胞提供に同意された方から採血し、血液から取り出した細胞をもとにiPS細胞を作製

iPS細胞ストックのドナーになるまでの流れ
（骨髄バンクドナー登録申し込みをした方の場合）

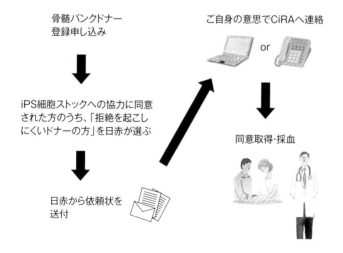

骨髄バンクドナー
登録申し込み

ご自身の意思でCiRAへ連絡

or

iPS細胞ストックへの協力に同意
された方のうち、「拒絶を起こし
にくいドナーの方」を日赤が選ぶ

同意取得・採血

日赤から依頼状を
送付

します。そして、作られたiPS細胞が、iPS細胞としての特徴（増殖能、分化能など）を持っているのか、余計な遺伝子が混ざっていないか、取り違えはないかなど、様々な検査を行い、検査に合格したiPS細胞だけが、液体窒素により−160℃くらいまで冷やされたタンクの中で保存されています。iPS細胞ストックは、必要に応じて各研究機関等に提供され、それぞれが必要な体細胞へと分化誘導し、患者さんへと移植されます。

再生医療用iPS細胞ストックプロジェクトの流れ

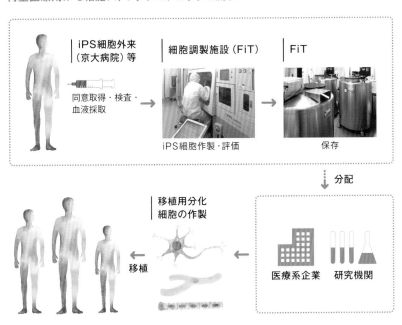

CiRA内に設置された細胞調製施設（FiT）にて、健康なボランティアの方に提供していただいた血液の細胞からiPS細胞を作製する。安全性の確認を行い品質の保証されたiPS細胞を凍結保存し、必要に応じて国内外の医療機関や研究機関に提供している。

FiTにおける再生医療用iPS細胞の製造

● 閉鎖系細胞調製室

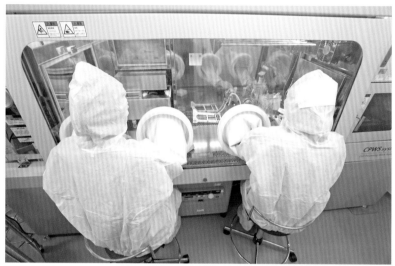

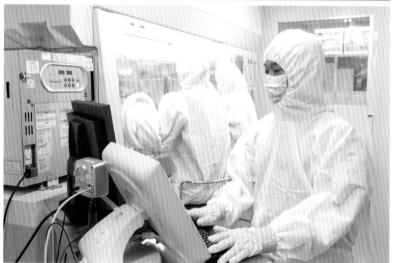

医療用iPS細胞を作製する様子。iPS細胞を汚染から守るため、全身を覆う無塵衣を着用し、細胞に直接触れないよう、実験台と一体化している手袋に手を入れて作業する。

● 細胞保存室

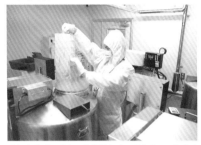 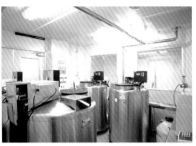

適切な管理のもとで作製されたiPS細胞は、液体窒素タンクの中で凍結保存される。

● 品質管理室　　　　　　　● 細胞調製室

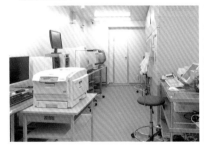 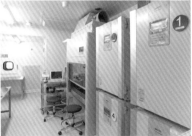

● 管理室　　　　　　　　　● サプライ室

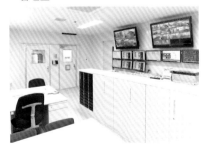 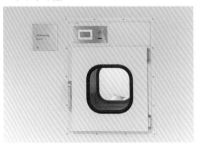

◉ iPS細胞ストックの今後

　2020年3月現在、7人からiPS細胞を作製し、4種類のHLA型を持つiPS細胞が保存されています。これだけで日本人の約40%をカバーすることができると考えられています。この方法でこのまま進めていくと、日本人の80%をカバーするためには75種類、90%をカバーするためには約140種類ものiPS細胞を作る必要があります。これだけの数のHLA型をそろえるための細胞提供者を見つけるのは容易なことではありません。そこで、また別の方法でHLA型を合わせたiPS細胞を準備する方法が考えられています。

　近年ではゲノム編集という技術が急成長してきており、以前に比べて遺伝子の一部を書き換えることがとても行いやすくなってきました。HLA型もHLA遺伝子によって決まっているので、HLA遺伝子を変化させることで、より多くの方に免疫拒絶反応を起こしにくい細胞を作ることが可能になると考えられます。実際に、たった10種類程度のiPS細胞から世界の大半の人に移植できるような細胞が作れるのではないかと試算されています。まだゲノム編集技術そのものが医療で使われた実績はほとんどなく、今すぐに移植医療に使えるわけではありませんが、近い将来に医療応用されると期待できる技

術です。

　また、iPS細胞の究極的なメリットは、なんといっても患者さん自身の細胞から作製できるということです。患者さん自身に由来する細胞であれば、免疫拒絶反応は起こりにくいであろうと考えられます。現状では移植に使用可能な細胞を短時間で作製することは困難ですが、2025年頃には100万円くらいの金額で患者さん自身の細胞から作ったiPS細胞を提供できるように、技術開発も進められています。

iPS細胞ストックの位置づけ

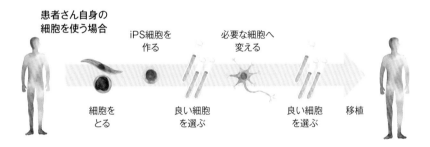

患者さん自身の
細胞を使う場合

iPS細胞を
作る

必要な細胞へ
変える

細胞を
とる

良い細胞
を選ぶ

良い細胞
を選ぶ

移植

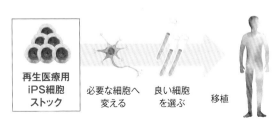

iPS細胞ストックの
細胞を使う場合

再生医療用
iPS細胞
ストック

必要な細胞へ
変える

良い細胞
を選ぶ

移植

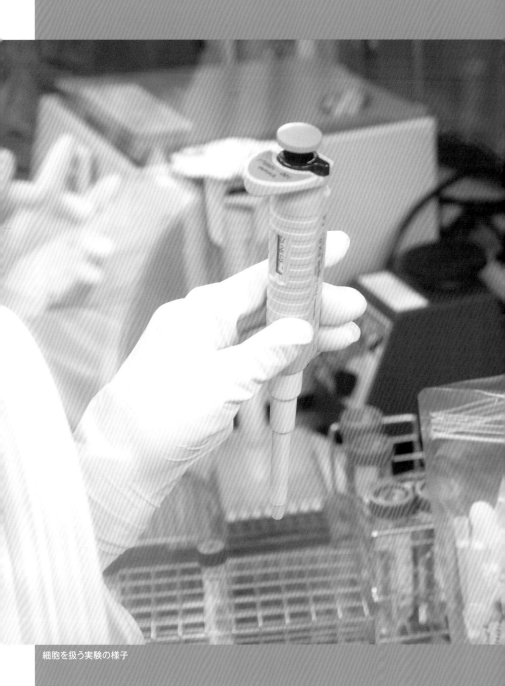
細胞を扱う実験の様子

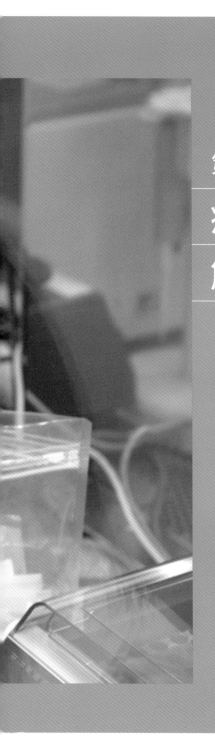

第Ⅲ章

病気のしくみの
解明と創薬

① 薬の開発

　iPS細胞の医療応用の一つとして、前章では
「再生医療」を取り上げました。新しく元気な細
胞や組織を作り、それを移植して症状を改善す
る、という比較的イメージがしやすいことも手
伝い、テレビなどのメディアでも取り上げられ
ることが多いように思います。

　本章では、iPS細胞のもう一つの医療応用と期
待されている、「病気のしくみの解明」と「薬の開
発（創薬）」についてご紹介します。iPS細胞の生
みの親である山中伸弥も、「iPS細胞は再生医療よ
りも、創薬により大きく貢献できるかもしれない」
と述べています。iPS細胞を使ってどう病気を調
べ、そしてどう薬を開発するのでしょうか。

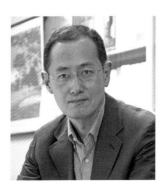

京都大学iPS細胞研究所（CiRA）
山中伸弥

iPS細胞を病気のしくみの解明や薬の開発に役立てる

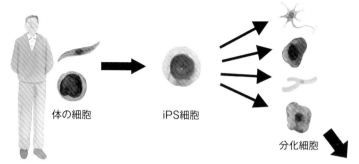

体の細胞　　　　　　iPS細胞

分化細胞

病気のしくみを調べる
薬を開発する

◉ 薬の開発過程

　人類は誕生以来、様々な病と闘ってきました。体の不調を改善するための薬の歴史もまた古く、人類の歴史とともに歩んできました。驚くべきことに、一万数千年も昔に暮らしていた縄文人の住居からも薬草と見られる植物がたくさん発見されています。

　あまたの試行錯誤が重ねられ、これまでに植物・動物由来のもの、化学合成によるものなど、様々な薬が生み出されています。その結果、結核のように、昔は「不治の病」とされていたものの、薬により治る、あるいはコントロールできるようになった病気も少なくありません。

一方で、アルツハイマー病や筋萎縮性側索硬化症（ALS）のように未だに有効な治療法が存在しない病気も数多くあります。そのため、多くの研究者が創薬研究を行っています。

　一般的に薬の開発は大まかに次のような過程で行われます。

---

❶「薬のタネ」探し

　これまでの研究による知見から、病気に効果のありそうな標的を見つけ、標的に作用する物質である「薬のタネ」を探す。

❷「薬のタネ」を改良

　より毒性が少なく、効果が高くなるように、また、吸収がよく、患部に届きやすくなるように、「薬のタネ」の構造を変えるなどして改良し、「薬の候補品」を創り出す。

❸ 非臨床試験

　毒性や体内での動態、効果などを、細胞や動物などを使って調べ、「薬の候補品」の安全性と有効性を証明する。

❹ 臨床試験（治験）

　健康な人や患者さんの協力のもと、人の体内での「薬の候補品」の吸収や排泄を調べたり、最適な用法・用量を決定したり、人での有効性

や安全性を調べる。新薬には、既存の薬よりも効果が高い、あるいは副作用が少ないなど優れた点があることが求められる。

❺ 承認申請・製造販売

　独立行政法人 医薬品医療機器総合機構（PMDA）にて新薬の安全性・有効性が確認されると、ようやく製造・販売ができるようになる。

❻ 製造販売後調査

　実際の医療現場での製品の効果や副作用について、継続的に調査が行われる。

　こうして新しい薬が生まれるには、10年、20年と長い時間がかかります。しかも「薬のタネ」が見つかったからといって、それらがすべて治療に使える「薬」になるわけではありません。むしろ「思ったような効果が得られない」「副作用が強すぎる」などの理由で開発を断念しなければならないことの方が圧倒的に多いのです。実際、「薬のタネ」から「薬」になるのは約3万分の1と、薬の開発は気が遠くなるような仕事です。製薬企業は、年間数百億円以上もの研究開発費をかけて薬の開発を進めています。

　もちろん製薬企業は薬の販売により、開発にかかったコストを回収しなければなりませんし、利益を生み出さなくてはなりません。また、回

収するコストは成功した薬だけでなく、途中で断念したものにかかったコストを含みます。そのため、研究開発にかかるコストを抑えることは、薬の価格を下げることにもつながります。また、薬の開発は後半になればなるほど費用がかかり、開発断念が大きな痛手となります。そのため、できるだけ早いタイミングでモノになりそうな「薬のタネ」を見極めることが望ましいのです。

◉ iPS細胞を使う意義

では、iPS 細胞はこの大変な創薬にどのように貢献できるのでしょうか。

iPS細胞技術の強みは、ずばり「大量に人の細胞を作れる」こと。「病気の状態にある人の細胞」を大量に作ることもできます。ここでは「人の」というところを強調したいと思います。

まだ治療法のない病気の場合、そもそも病気のしくみがまだよくわかっていないということがあります。病気のしくみがわかれば、悪さをしている部分に働きかけるような薬を開発することができるかもしれませんが、しくみがわかっていないと何を標的にしたらいいかがわかりません。病気のしくみを調べる上で一番良いのは、患者さんの体内で現在進行形の病気の細胞を採取し、それをつぶさに調べることです。ただ、研究には大量の細胞が必要とされ、部位

によっては十分な量の細胞を採取することは困
難です。例えば、脳神経細胞に病気の原因があ
る患者さんの場合、その方から神経をたくさん
採取することはできません。もし脳神経細胞を
たくさん採取してしまったら、その患者さんに
は、生命の維持にも関わるような様々な障害が
起きてしまうことになるでしょう。また、ある
程度の数の細胞が採取できたとしても、基本的
に一度役割が決まった細胞は数を増やすことが
できないため、やはり、研究に用いるには不足
します。

　患者さんから病気の細胞を得られない場合、
研究者はなす術もなく手をこまねいて見ている
ばかりなのかというとそうではありません。

病気のしくみを解明するための研究の難しさ

患部の細胞を（大量に）得られない

患部の細胞を直接調べられない

病気のしくみが十分調べられない
治療法が見つかっていない

その一つの方法としてよく用いられるのは実験動物（マウスやラットなど）です。例えば、遺伝子にある傷（変異）によって病気が起こっていることはわかっているが、それがどのようなしくみで症状に結びついているかがわからないという場合は、その変異を持つマウスを作製し、そのマウスで起きる症状を研究して、症状を改善する「薬のタネ」を探し出します。そして、同じ哺乳類である人でも「こうだろう」と推定します。このようなヒトの病気に似せた症状を示す動物は、病気のモデルとして用いられるため、疾患モデル動物と呼ばれます。

実験動物（マウス）

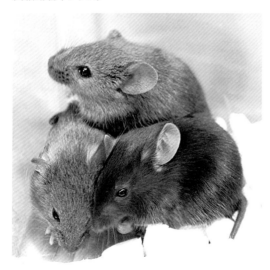

　しかし、疾患モデル動物での実験は万能ではありません。同じ哺乳類といえども、種が違います。そのため、病気のしくみが異なっていることがあり、マウスで効果のある「薬のタネ」が見つかったとしてもヒトでは効果が見られなかった、マウスで毒性はなかったのにヒトでは強い副作用が起きた……などということがしばしばあります。もしくは逆に、マウスでは効果が見られなかったから開発を断念したものの、ヒトでは効果があるかもしれないというケースも考えられます。そうなると、その「薬のタネ」は見逃されることとなります。

　また動物愛護の観点からも、実験動物をむやみに研究に使用することは望ましくありません。実験動物の使用は極力控え、できるだけ苦痛を与えないように工夫することが求められています。

　そこで、iPS細胞の出番です。iPS細胞から作った細胞が新しい病気のモデルとして活用されるようになってきました。

iPS 細胞と創薬

◉ 体内の病気を培養皿の中で再現

　第Ⅰ章の2「iPS細胞とは？」で述べたとおり、
iPS細胞は誰の細胞からも作ることができ、患
者さんからも例外ではありません。
　患者さんの皮膚または血液など体の細胞から
iPS細胞（「疾患特異的iPS細胞」と呼びます）を

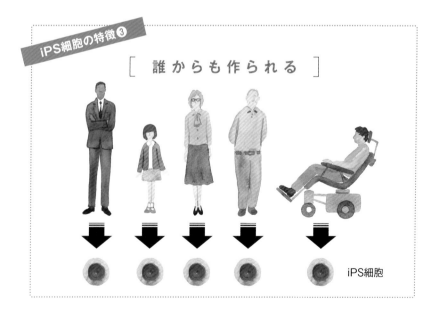

iPS細胞の特徴❸

[誰 か ら も 作 ら れ る]

iPS細胞

作り、そこから体内で病気になっている細胞と同じ種類の細胞を作ると、なんと、体内での病気の様子を培養皿の中で再現できることがあるのです。

　例えば筋肉の病気の患者さんがいるとします。この患者さんから大量の筋肉細胞を採取することは困難です。しかし、血液であれば血液検査のときにでも少し余分に採取することは簡単です。そして患者さんの血液の細胞からiPS細胞を作り、そのiPS細胞を筋肉細胞に分化させます。すると、患者さんの筋肉の病気の状態がiPS細胞由来の筋肉細胞で再現されるのです。

　なぜiPS細胞由来の細胞が患者さんの病態を再現できるのでしょう。

　病気の原因が患者さんの持つ遺伝子にあるとします。患者さんの血液細胞はその遺伝子を持っており、血液から作ったiPS細胞、さらに、それから分化した細胞も同じ遺伝子を持っています。そのため、分化細胞でもその遺伝子が働き、病気の状態になるというしくみです。このように、遺伝子に原因がある病気については、iPS細胞を使って再現がしやすいのですが、一方で、遺伝要因よりも環境要因が病気に寄与する割合が大きい場合は、再現が難しくなると考えられます。ただし、物質を加えるなどしてその環境要因と同じ状況を培養皿の中で模倣できれば、理論的には病気を再現できるでしょう。

● 「ヒトの」細胞と「ヒトの」病気モデル

　病気を再現した分化細胞は、よい病気のモデルとなります。しかも、患者さん由来ですので、「ヒトの」細胞です。さらに、iPS細胞はほぼ無限に増えるという性質があるので、疾患特異的iPS細胞をたくさん増やし、そこから病気の細胞を作ると、「大量の」モデルを手に入れることができます。病気のしくみを調べるにはもってこいの、「ヒトの」病気のモデルを「大量に」使うことができるのです。

　そうすると、「病気の」細胞と健康な細胞を比べることで、何が違うから病気になっているのかという病気のしくみを調べることができます。

患者さんからヒトの「病気の」細胞を大量に作る

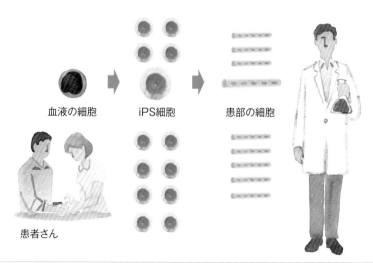

血液の細胞　　iPS細胞　　患部の細胞

患者さん

　さらに、その「病気の」細胞に様々な化合物
をふりかけてみて、健康な細胞に近づくものが
あれば、あるいは細胞が「病気」にならないよ
うにするものがあれば、それらは症状を改善ま
たは予防する薬となり得るかもしれません。

病気のしくみを調べる

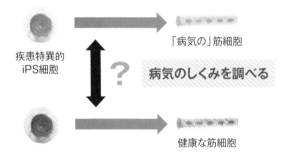

疾患特異的
iPS細胞

「病気の」筋細胞

？

病気のしくみを調べる

健康な筋細胞

病気の状態を改善あるいは予防する薬のタネを探す

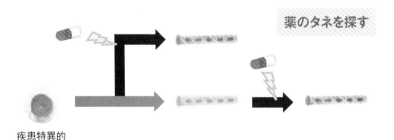

薬のタネを探す

疾患特異的
iPS細胞

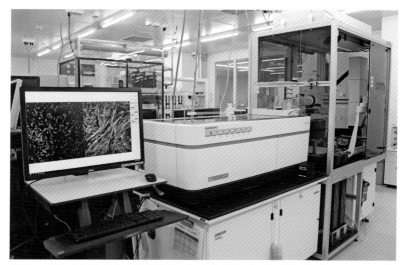

武田薬品工業株式会社とCiRAの共同研究プログラム「T-CiRA」(後述)で使用されている、「薬のタネ」を探すための機械。

　最近では機械化が進んでおり、特別な装置を用いれば一度に数千あるいは数万種類もの化合物を調べることができます。様々な化合物に対してヒトの細胞での反応を調べられるので、明らかにヒトに効かないと考えられるものは開発初期の段階で薬の候補から外すことができます。こうして、「薬のタネ」探しを格段に速く、効率的にできるようになりました。

● 難病FOPの創薬研究

　iPS細胞を使った研究の結果、薬の候補が見つかった事例が出てきたので、ご紹介しましょう。

　進行性骨化性線維異形成症（FOP）という難病があります。200万人に1人という割合で罹患し、日本では80名ほどの患者さんがいるといわれている、非常に稀な疾患です。外部からの刺激などにより、筋肉や腱など本来骨ができないところに骨（異所性骨）ができてしまうというのがFOPの症状です。関節の動きが悪くなったり、背中が変形してしまったりするだけでなく、あごの筋肉に異所性骨が生じると口を開けることも困難となり、流動食しか食べられなくなってしまうこともあります。

正常な骨格とFOP患者さんの骨格のイメージ

正常

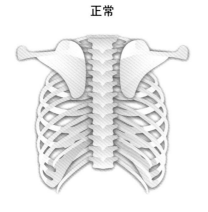

FOP

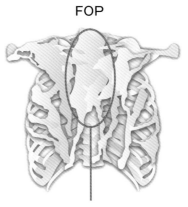

筋肉などの中に骨ができる

これまでの研究で、多くの場合、特定の遺伝子に突然変異が起きることが原因であるとわかっていますが、その詳しいメカニズムはまだよく知られていませんでした。根本的な治療法もなく、患者さんは病気が進行していくのを待つしかないというのが現状です。

　そこで、CiRAの戸口田淳也と池谷真らの研究グループは、FOP患者さんにご協力をいただき、2010年2月にその患者さんの皮膚の細胞を採取しました（この採取そのものが刺激となり異所性骨化を招いてしまうリスクはあったの

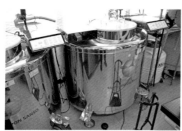
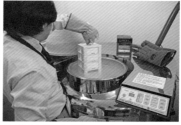
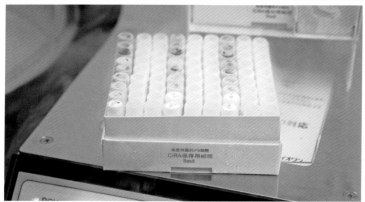

CiRAが作製・保管している疾患特異的iPS細胞。

ですが、患者さんの強い研究協力へのご意思が
あり実現しました。幸い、本処置による異所性
骨化は見られませんでした）。

　患者さんから採取した皮膚の細胞からiPS細
胞を作製し、骨・軟骨へと分化誘導させたとこ
ろ、FOP患者さんの細胞では骨化・軟骨化が進
みやすいという病態を再現することができまし
た。この成果を発表したのが2013年。当時は、
患者さん由来の細胞を健康な他者に由来する細
胞と比較することでメカニズムを調べていたの
ですが、2015年には患者さんの細胞の遺伝子
変異を修復した細胞を作製し、より厳密な比較
を行いました。その結果、他の2つの遺伝子が
疾患モデル細胞で活発に働いており、それが軟
骨化を促し、FOPの病態に関与することがわ
かりました。さらに研究は進められ、2017年
には異所性骨化を引き起こす、より詳細なメカ
ニズムを明らかにするとともに、異所性骨化を
抑える薬の候補として、ラパマイシンという薬
剤を見つけました。

● FOPにおける異所性骨の形成を　抑えると期待されるラパマイシン

　薬の候補が見つかったからといって、すぐに
人で試験するわけにはいきません。細胞だけで
はなく、もっと複雑な生体内で化合物がどのよう
に作用するのか、事前に調べなければいけません。

下の写真をご覧ください。左右双方のマウスの矢印で示した箇所に、FOP患者さん由来の細胞と異所性骨化を起こす刺激を与えており、左のマウスでは本来できないはずの骨が作られています。一方、右のマウスにはラパマイシンをさらに投与しています。すると余計な骨が見られず、ラパマイシンによって異所性骨の形成が抑えられました。

　この成果をもとに、2017年8月より京都大学医学部附属病院などで、ラパマイシンがFOP患者さんにおいて新しく骨ができるのを防げるのか、そして何よりも安全なのかを調べる治験が始まりました。あくまでも、ラパマイシンは骨を溶かすわけではないため、患者さんにでき

マウスを使用した骨化抑制を調べた実験

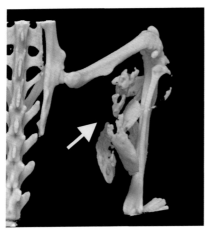
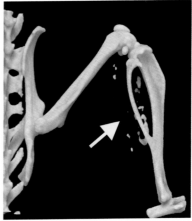

てしまった異所性骨をなくすことにはなりませんが、新しく異所性骨が形成されることを食い止めることができるのではないか、と期待されています。

　注目すべきは、この研究で見つかったラパマイシンはすでに免疫抑制剤として医療現場で使われている薬であることです。それまではこの免疫抑制剤がFOPという病気に対して希望をもたらし得るとは思いもよらないことでした。また、すでに臨床で用いられているということは安全性をしっかり調べられているということでもあります。もちろん、FOP患者さんにおける安全性は治験で確認する必要がありますが、全く初めての化合物を一から調べるよりは、各段に効率がよいのです。

　FOPにおけるラパマイシンのように、すでに使われている薬が他の病気の薬にも利用できることを「ドラッグ・リポジショニング（drug repositioning）」あるいは「ドラッグ・リパーパシング（drug repurposing）」と呼びます。既存の薬の新たな使い道を見つけ出すことにも、iPS細胞技術は貢献しているのです。

　FOPに関してはその後も研究が続けられており、2018年には、骨化を防ぐ役割があるとされる化合物がさらに複数見つかっています。これらの化合物はラパマイシンのように医薬品として使用されているものではないため、すぐ治験で調べられる段階ではありませんが、今後

の創薬の上で大きなヒントとなり、FOPという病気のベールをはがす重要な知見であると考えられます。

◉ 他の難病への展開

他にもiPS細胞を使って、ペンドレッド症候群や筋萎縮性側索硬化症（ALS）、アルツハイマー型認知症、ジスフェリン異常症（希少難治性の筋ジストロフィー）などの疾患において、有効性が期待される化合物が見つかってきています。

その中でも、ペンドレッド症候群は2018年に慶應義塾大学病院で、ALSも同じく2018年に慶應義塾大学病院で、2019年には京都大学医学部附属病院などで治験の開始が発表されました。ペンドレッド症候群は、先天性の難聴や甲状腺腫を合併する遺伝性の疾患であり、ALSは筋肉へ運動の指令を伝える運動神経が進行的に変性することにより筋肉がやせ衰えていく病気です。どちらも現在は有効な治療法のない難病です。

このように、まだ根本的な治療法のない病気に対しても、iPS細胞を活用することでこれまでよりも速いペースで「薬のタネ」が見つかるようになってきました。そして、多くの研究者が「薬のタネ」探しに参画できるよう、様々な病気の患者さんから作ったiPS細胞を集めて研究用に供給できる、疾患特異的iPS細胞バンク

も構築されています。CiRAをはじめ複数の研
究機関で疾患特異的iPS細胞が作製され、多く
が理化学研究所バイオリソース研究センターに
寄託されています。2019年9月9日現在では、
231種の疾患について3110株のiPS細胞が樹立
され、理化学研究所のバンクに登録されていま
す。今後ますます創薬の可能性が拓けてくるで
しょう。

病態解明・創薬研究へのiPS細胞の活用（神経疾患の例）

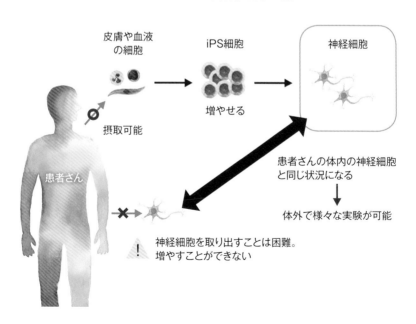

皮膚や血液
の細胞

iPS細胞

神経細胞

摂取可能

増やせる

患者さん

患者さんの体内の神経細胞
と同じ状況になる

↓

体外で様々な実験が可能

！　神経細胞を取り出すことは困難。
　　増やすことができない

● 重篤な毒性を事前に調べる

　iPS細胞には薬の開発において少し違った使い方もあります。薬は効能をもたらし得る一方、副作用を起こすこともあります。薬の開発では可能な限り副作用を小さく、効能を大きくできるよう、そのバランスをとることになります。どんなに効果がありそうな薬であったとしても、あまりにも重篤な副作用を起こしてしまう薬は使用するわけにはいきません。

　従来の創薬（薬の開発）では、マウスなどの動物での実験によって毒性が判明する場合、あるいは動物実験では見られなかったものの、治験の段階で重篤な毒性が認められて開発が断念されるケースが少なくありません。もっと早い段階で「薬のタネ」の毒性がわかれば、断念するなり、さらに改良を加えるなどの判断を早くすることができます。そうすると、動物実験を減らすなど、より効率的な研究開発を行うことができ、コストを削減できます。また、何よりも、治験に協力いただく方へのリスクを減らすことにつながります。

　薬が起こし得る重篤な障害の代表的なものに、心障害・肝障害・神経障害があります。ヒトiPS細胞から心臓・肝臓・神経の細胞を作製し、それぞれに「薬のタネ」を試します。これらの細胞は「ヒトの」ものであるため、障害が起きれば、

実際の人の体の中でも同様の障害が起き得ると予想されます。動物実験や治験の前に毒性を調べられることによって、より効率的な薬の開発が可能になるのです。

◉ 個人に合ったオーダーメイド医療

　読者のみなさんの中にも「薬の効きが人によって違う」ことがあるということをご存じの方は多いでしょう。確かに、同じ薬でも、人によってはよく効いたり、あまり効かなかったり、あるいは大きな副作用が出てしまう場合があります。その差異の大きな原因としては、遺伝子の個人差がよく知られており、どの遺伝子におけるどういう個人差が薬剤応答性に関連しているのかを調べる研究も盛んにされています。

　iPS細胞から話は脱線しますが、抗てんかん薬の一つにカルバマゼピンという薬があります。この薬は副作用として皮膚粘膜眼症候群（SJS）などの重篤な薬疹を引き起こすことがあると報告されていました。遺伝学的な研究が進められ、ある研究チームが、漢民族を祖先に持つ台湾人の患者さん44人を対象に調べたところ、カルバマゼピンによるSJSを発症したすべての患者さんがHLA-B*1502という遺伝子型を持っていることがわかりました。一方、副作用を起こさなかった方101人においてこの遺伝子型を持っていたのはわずか3％でした。HLA-B*1502とい

う遺伝子型が、カルバマゼピンによる薬疹発作を起こすリスクとなることが示唆されたのです。こうした研究結果を受け、2007年カルバマゼピン製剤の米国添付文書に下記の内容が記されることになりました。

遺伝子的にリスクのある祖先を持つ患者は、カルバマゼピンによる治療開始前にHLA-B*1502の存在を検査すべきである。この対立遺伝子が陽性であった患者は、治療上の有益性が危険性を明らかに上回らない限り投与すべきではない。

事前に患者さんの遺伝子型を調べることにより、その患者さんがカルバマゼピン投与による重篤な薬疹を発症するのを防ごうという趣旨です。

この例のように、個人差を鑑みた上で、その人その人に適した医療を提供することを「オーダーメイド医療」といいます。あらゆる病気において患者さん一人ひとりに完全なオーダーメイド医療を施すことはまだ現実的ではありませんが、ある程度患者さんをグループ分け（層別化）し、そのグループに合うのはこの治療、違うグループには別の治療、という形でのオーダーメイド医療がこれからの医療の潮流の一つになることは間違いないでしょう。iPS細胞も

このオーダーメイド医療の実現に向けて貢献できるのではないかと期待されています。

◉ 同じ病名の患者さんでも 人により病気のしくみが 異なることがある

　CiRAの井上治久らの研究チームが、アルツハイマー型認知症の患者さんからiPS細胞、さらに脳の神経細胞を作製しました。すると、同じ病名にもかかわらず、ある患者さんから作った神経細胞では、原因となるタンパク質（アミロイドβ）が細胞内に蓄積していた一方で、別の患者さん由来の神経細胞ではその様子が見られず、細胞レベルでは病態が異なることがわかりました。病気のしくみそのものが違いますの

アルツハイマー型認知症では人により病気のしくみが異なる

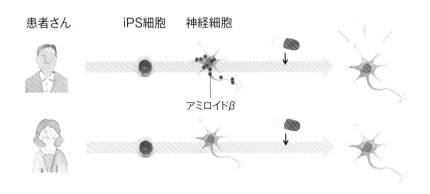

患者さん　　　iPS細胞　　神経細胞

アミロイドβ

で、一方の患者さんに対して効果がある薬を、別のしくみにより発症している患者さんに投与しても効果は薄いことが考えられます。

　病名によって画一的に薬を投与するのではなく、実際に患者さんの体内に起こっている病気のしくみに対応した薬を投与できるようになることが理想的です。一人ひとりからiPS細胞を作って病気のしくみを調べるというのは費用面の観点からも現実的ではありませんが、患者さんを「病名」だけではなく、実態に合ったグループ分けをするために、もっと手軽に調べることのできる「目印」を見つけられれば、それをもとに患者さんにより適した治療を選択できるようになるでしょう。合わない薬を何年も飲まなくてはいけない、ということが将来なくなればと願っています。

◉ 薬を作り上げる協働体制

　患者さんに新しい薬を届けること、それは大学の研究所だけではできません。薬を作るプロである製薬企業と協働することが、一つのカギとなります。「薬のタネ」探しのためのたくさんの化合物のレパートリー（化合物ライブラリ）を製薬企業は持っています。ちなみに、化合物ライブラリは薬を開発する上でまさに「宝」そのもの。自然にあるものから抽出した物質や人工的に作り出した物質など、数えきれないほど

の化合物を製薬企業は所有しています。企業にとって生命線といっても過言ではなく、所有している化合物の種類や具体的な数は門外不出です。化合物ライブラリだけではなく、「薬のタネ」の改良など、薬を作るノウハウに関して製薬企業は突出しています。

　そのため、様々な研究所や大学の研究室が製薬企業と、お互いの強みを持ち合いながら共同で創薬研究を行っています。その一つの例が、武田薬品工業株式会社（以下「タケダ」）とCiRAの、10 年間の大型共同研究プログラムである「T-CiRA（Takeda-CiRA Joint Program for iPS Cell Appications）」です。2015年に開始したT-CiRAは、一般的な企業との共同研究とは違ったユニークさがあります。

　企業研究者と大学研究者が一緒に研究活動を行うときは、大学の研究室に企業研究者が行くことが一般的です。しかし、T-CiRAではCiRAの研究者がタケダの研究所に行き、タケダ研究者とCiRA研究者が一緒にチームを作って研究しています。そうすることにより、お互いのノウハウを持ち寄るだけでなく、タケダの持つ化合物ライブラリや高性能な機械を使用することができるなどのメリットがあり、研究の加速が期待されます。

　薬を開発し、患者さんに届ける上では、製薬企業以外にも、重要なステークホルダーがいます。創薬研究の最終段階である治験を行うには、

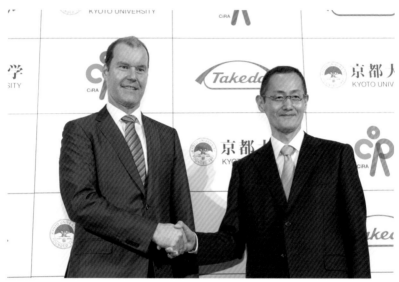

T-CiRA発足を祝って握手を交わす、武田薬品工業株式会社のクリストフ・ウェバー社長CEO（左）と CiRAの山中伸弥。

事前に厚生労働省所轄の独立行政法人 医薬品 医療機器総合機構（PMDA）と相談を重ね、被 験者にできるだけ負担の少ない、合理的な計画 を作り上げます。その治験計画をPMDAに届 け出た上で、医師あるいは製薬企業が主導し、 健康な方や患者さんのご協力のもと治験が行わ れます。そして厚生労働省により承認され、薬 価がつけられた最終製品としての薬は、製薬企 業により製造・販売されます。販売後も、服用 した患者さんに重篤な副作用が発生した場合は、 医師などを通じて製薬企業に報告され、必要な

措置がとられます。

　iPS細胞を使った創薬研究も再生医療となら
び、少しずつその芽が出始めてきました。私た
ちはそれが開花できるように、冷静に、かつ温
かく見守っていきたいと思います。

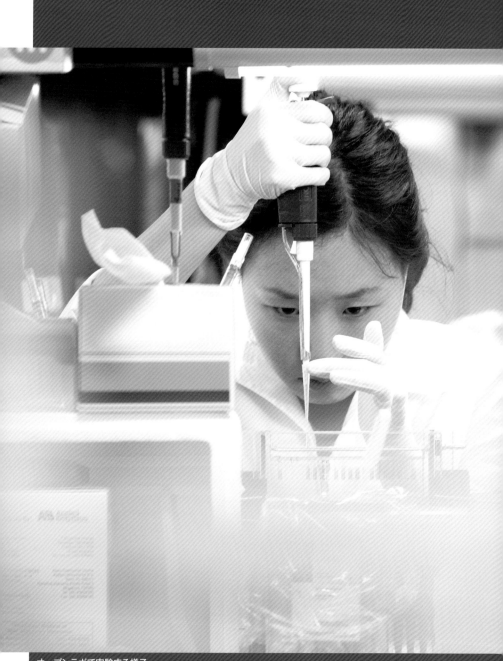
オープンラボで実験する様子

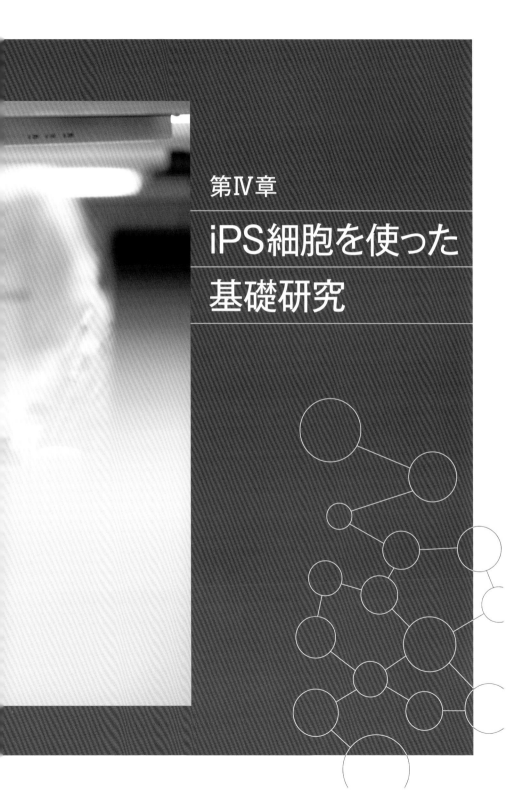

第Ⅳ章

iPS細胞を使った
基礎研究

第Ⅱ章と第Ⅲ章では、iPS細胞の医療応用に向けた研究を紹介してきました。しかし、iPS細胞研究はそれだけではありません。この章では、応用研究とは少し毛色の違う、iPS細胞を使った基礎研究について取り上げます。

「基礎研究」といっても、どういう研究のことなのか、具体的にイメージが湧かない人も少なくないと思います。総務省によると基礎研究は「特別な応用、用途を直接に考慮することなく、仮説や理論を形成するため又は現象や観察可能な事実に関して新しい知識を得るために行われる理論的又は実験的研究」と定義されています。すぐに何かに実用化するというわけではないものの、物事や現象の本質を探ったり、新しい概念を作り出したりするような萌芽的な研究を基礎研究と呼んでいます。極端な例えをすると、応用研究が10を100にする研究とすると、基礎研究は0から1を作り出すような研究ということになるでしょうか。iPS細胞も、基礎研究によって生まれた新たな技術です。

一口に「iPS細胞を使った基礎研究」といってもありとあらゆる角度から様々な基礎研究が展開されています。それを網羅することは難しいので、いくつか興味深いものをご紹介しましょう。

◉ iPS細胞＝がん化する?!

iPS細胞が誕生したとき、同時にがん化のリス

クがあることも報じられました。そのため、今も
「iPS細胞＝がん化のリスクが高い」と思われる方
も少なくありません。確かにiPS細胞が開発され
た当初の作り方では、がん化の心配がありまし
た。そのままでは医療に応用することが難しい
ため、作製方法の改良が行われました。具体的
に何が懸念材料で、どう改良されたのでしょうか。

　改善点は大きく二つあります。①初期化因子
の一つを変えた、②初期化因子を細胞に導入す
るための運び屋（ベクター）を変えた、です。

① 初期化因子の一つを変えた

　当初は、初期化因子として、OCT3/4、SOX2、
c-MYC、KLF4という4つの遺伝子を使ってい
ました。そのうち、c-MYCはがん関連遺伝子
として知られ、がん化のリスクを引き上げてい
る一つの要因でした。c-MYCはiPS細胞の樹立
効率を高めるというメリットもあるのですが、
がん形成に働くことが実験により示されていま
した。

　他の遺伝子を使うことでがん形成を抑えつつ
このメリットを補完できないかと研究が行われ
た結果、L-MYCという遺伝子を使うとc-MYC
よりも効率よくiPS細胞を作製でき、かつ、ほ
とんどがん化が起こらないことがわかりました。

　さらにiPS細胞の作製効率を上げるなどのため
に他の遺伝子を加え、現在CiRAでは医療用iPS
細胞の作製には6種類の初期化因子（OCT3/4、

SOX2、KLF4、L-MYC、LIN28, DNp53) を使っ
ています。

② 初期化因子を細胞に導入するための
  運び屋 (ベクター) を変えた

　材料となる細胞 (皮膚や血液の細胞など) に
初期化因子を導入するためには、それを運ぶ運
び屋 (ベクター) が必要になります。目的地 (細
胞) に積み荷 (初期化因子) を運ぶトラック (ベ
クター) の役割をするものです。

　当初、iPS細胞の作製には、レトロウイルス
ベクターというトラックを使っていました (今
でも実験用iPS細胞を作る際は、レトロウイル
スベクターを使うことがよくあります)。ウイ
ルスは動物 (ここではヒトとしましょう) の細
胞に吸着・侵入し、自身のゲノムをヒト細胞の

レトロウイルスを使った方法

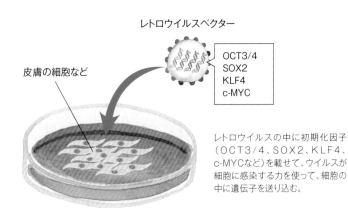

レトロウイルスベクター

OCT3/4
SOX2
KLF4
c-MYC

皮膚の細胞など

レトロウイルスの中に初期化因子
(OCT3/4、SOX2、KLF4、
c-MYCなど)を載せて、ウイルスが
細胞に感染する力を使って、細胞の
中に遺伝子を送り込む。

核内にある染色体（DNAがタンパク質とともに折りたたまれたもの）に取り込ませます。そして、自身のコピーをたくさん作らせることで感染していきます。レトロウイルスベクターは、ウイルスが本来持つゲノムから毒素を作る部分を取り除き、ヒト細胞に導入したい遺伝子（積み荷）を組み込んでいます。皮膚や血液などの細胞に、レトロウイルスベクターを使って初期化因子を導入すると、ベクター内の遺伝子が細胞内の染色体に組み込まれ、初期化が起こります。

しかし、組み込まれる場所によっては遺伝子の本来の働きを障害することがあります。もしがん抑制遺伝子にでも挿入されてしまうとその機能が侵され、がんができてしまうということもあり得るのです。また、細胞増殖に関わる遺伝子の活性が無秩序に高められてしまうようなことになれば、細胞ががん細胞のように勝手に増殖してしまうということが起こりかねません。

さらにレトロウイルスベクターを使うと染色体上のどこに組み込まれるかはランダムであり、コントロールできるわけではないため、そのリスクを回避したいのです。

そこで、現在は医療用iPS細胞の作製においては、エピソーマルプラスミドをベクターとして用いています。エピソーマルプラスミドは染色体に組み込まれることがありませんので、ヒト遺伝子に傷をつけたり、その活性を変えたりすることがありません。また、初期化の際には

導入する遺伝子が一定期間働く必要があるので
すが、細胞分裂の際、エピソーマルプラスミド
も増殖するため、初期化のプロセスの間は導入
遺伝子も増えていきます。それにより、体細胞
がiPS細胞へと変化していくことができます。
さらに、初期化完了後、エピソーマルプラスミ
ドは不要になりますが、iPS細胞の増殖スピー
ドにプラスミドの複製が追いつかず、しばらく
すると消失するという都合のよい性質を持って
います。こうしたメリットがあることから、医
療用iPS細胞の作製では、エピソーマルプラス
ミドを利用しています。また、エピソーマルプ
ラスミドと同様に、染色体に取り込まれにくい
遺伝子の運び屋として、センダイウイルスも注
目されています。

　上記のように、iPS細胞の作製法を改良する

エピソーマルプラスミドを使った方法

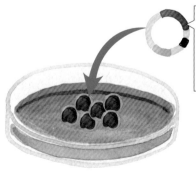

エピソーマル
プラスミドベクター

OCT3/4
SOX2
KLF4
L-MYC
LIN28
DNp53

初期化因子（OCT3/4、SOX2、KLF4、
L-MYC、LIN28、DNp53など）を載せたエ
ピソーマルプラスミドベクターを細胞に取り込
ませる。

ことにより、当初懸念されていたがん化のリスクはかなり小さくなり（何事もリスク0とはいえませんが）、医療用として使えるiPS細胞を安全性高く作製することができるようになりました。

　今では初期化因子の組み合わせは、紹介した4種類、6種類以外でもiPS細胞を作製できることがわかってきました。中には、化合物のみを使ったiPS細胞の作製法も報告されていますが、医療用iPS細胞の作製にはまだ使われていないようです。

　体の細胞が初期化因子によってどのようにその性質を変えてiPS細胞になるのか、というメカニズムについては、まだブラックボックスの部分も多く、その謎を解く研究が続けられています。

未だ初期化過程については謎も多い

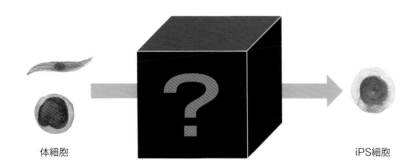

体細胞　　　　　　　　　　　　　　　　　　　iPS細胞

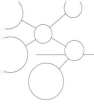

● iPS細胞の「個性」

ES細胞とiPS細胞は材料こそ違えど、どちらも無限に増えることができ、また、色々な細胞に変化できるという性質を持っている、まるで兄弟のような細胞です。いずれも最初はマウスで、後にヒトでも同様に作れることが報告されました。

一方で、同じES細胞やiPS細胞という名前でもマウスのものとヒトのものでは、体内での発生の過程に相当する段階がわずかに違うことが研究によってわかってきています。

マウスのES細胞とiPS細胞は、受精卵から少し卵割が進んだ着床前胚と同等、そしてヒトのES細胞とiPS細胞は着床後胚の段階に相当すると考えられており、前者をナイーブ型、後者をプライム型と呼んでいます。

iPS細胞を作ると、細胞ごとに若干の性質のばらつきがあり、分化しやすい細胞の系列がわずかながらに異なることがあります。医療用iPS細胞を大量に製造する際は、同様の高品質なiPS細胞を安定的に作ることが求められ、その点からもiPS細胞の性質を詳細に理解することは大きな助けになります。

これまでの研究により、ヒトiPS細胞（ヒトES細胞も同様）は同じ集団内でも相当する発生段階にばらつきがあり、分化能にバイアスのあるプライム型であることが、ヒトiPS細胞の分

化のしやすさに違いがある一因であると考えられています。わずかではありますが、相当する発生段階が進んでおり、それによって細胞の「個性」が何らかの形でつけられているのでは、と考えられるのです。プライム型をより発生段階の早いナイーブ型に変えることにより、その「個性」が少なくなり、より均一で、どの細胞にも分化しやすいiPS細胞を大量に作ることができるのではないかと考えられます。

　細かな違いのようにも見えますが、それを詳しく調べていくことで、iPS細胞の製造という実用化に役立つだけではなく、私たちがどう生まれてきたのかという問いへの答えにまた一歩近づけると期待されています。

ES細胞およびiPS細胞と初期発生の対応

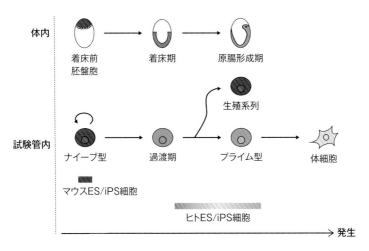

（上田舞ら『多能性幹細胞の歴史とヒトナイーブ型多能性幹細胞』（2017）より一部改変）

◉ iPS細胞で絶滅危惧種を救う！

　みなさんはキタシロサイという動物の名前を聞いたことがあるでしょうか。キタシロサイはサイの一種であるシロサイの亜種で、アフリカ中央部に生息しています。キタシロサイは密猟や内戦によってその数を減らして絶滅危惧種に指定されています。2018年には地球上最後のオスが死亡し、残るはメス2頭のみとなったと報じられました。これまで動物園での保護と繁殖の試みも行われましたが、大きな成果は得られませんでした。

　第Ⅵ章でも触れますが、iPS細胞を含む多能性幹細胞から生殖細胞を作製する技術が進んできたこともあり、こうした幹細胞技術と生殖補助技術を組み合わせることで、キタシロサイの

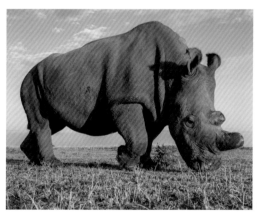

キタシロサイ

絶滅を防げないかという検討が、米国、ドイツ、日本、オーストリアなど各国の研究者によって行われています。2015年に開催された会合では、どう生殖細胞を作るのか、品質検査はどうするのか、どのように出産させるのかなど個体が誕生するまでの各段階において議論がなされました。

　その一つの案に、キタシロサイのiPS細胞から精子・卵子を作製し、受精させるというものがあります。実際のところ、2011年にはキタシロサイのiPS細胞が作製されているものの、検討された多くの技術はキタシロサイではまだ行われたことがありません。また、近縁のミナミシロサイが代理母の候補になっていますが、サイの発生にはまだ不明な点も多くあります。出産の課題を含め、今後の研究開発やさらなる検討が必要です。

　現存する生き物の老化や自然死のタイミングはコントロールできません。そのため、もしかするとこの「キタシロサイ絶滅回避作戦」は間に合わない可能性もあります。しかし、ここでの検討や技術の進展は、他の絶滅危惧種を将来救うことに役立てられるかもしれません。

　また、「iPS細胞で恐竜は復活させられるのではないか？」と考える方も多いようです。1990年代に公開された『ジュラシック・パーク』を想起させるような、そしてどこかロマンのあるような話です。

実際には、「iPS細胞技術だけ」で復活させることはできません。iPS細胞を作製するには生きた細胞が必要です。恐竜の生きた細胞は残されていませんので、「恐竜のiPS細胞を作る→精子・卵子を作る→受精させる→恐竜が生まれる」というようなシンプルな流れで復活させることは理論上できません。

キタシロサイを絶滅から救う方法の検討

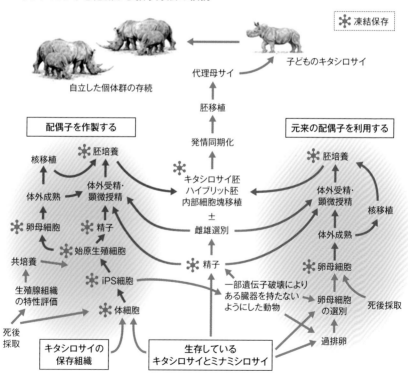

（Saragusty J. et al., (2016) "Rewinding the process of mammalian extinction"を一部改変）

　ただ、他の技術を組み合わせるのであれば、「復活させることはできません」とは一概にいい切れません。

◉ ネアンデルタール人が復活?!

　恐竜ではありませんが、絶滅したネアンデルタール人と同じDNAを持つ脳のミニチュアを作る研究が行われています。

　ヒト多能性幹細胞が持つDNAの一部にゲノム編集技術を施すことによって、ネアンデルタール人のDNAに書き換えます。そしてその多能性幹細胞を神経細胞へと分化させ、脳のミニチュアを作るというアイデアです。研究が発展していけば、ネアンデルタール人の脳を再現し、私たちヒト（ホモ・サピエンス）の脳と比べることで、なぜ彼らが絶滅し、私たちが生き残ったのか、その謎を解き明かすことができるようになるかもしれません。

　多能性幹細胞の段階ですべての遺伝子を都合よくネアンデルタール人と同じものにできれば、そこから精子・卵子を作り、生殖補助技術を組み合わせればネアンデルタール人が生まれるかもしれません。技術の発展次第では絶滅した動物を復活させるのも夢物語ではなくなるかも……？　そのとき、私たちは今の生態系をどう守っていくのか、あるいは新たな生態系を受け容れるのか──課題は山積みです。

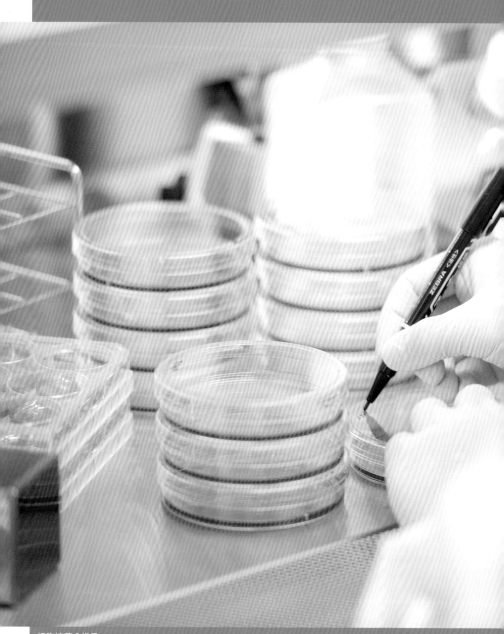
細胞培養の様子

iPS細胞技術を
患者さんに
届けるために

1 iPS細胞の知的財産

● iPS細胞と特許

　研究成果が世の中で利用されるようになるた
めには、その技術が研究者だけではなく、技術
を利用する人々に広く知られる必要があります。
iPS細胞については、2006年（マウスiPS細胞）、
2007年（ヒトiPS細胞）の発表当時から広く報道
されたこと、さらに2012年に山中伸弥がノー
ベル賞を受賞したことから、その名前が知れ渡
ることとなりました。医療にもつながる可能性
があるということで、多くの人の関心を集めた
ことも間違いないでしょう。

　特許もまた、技術が社会で広く利用されるか
どうかを決める重要な役割を果たします。例え
ばある企業が開発した技術の特許を取得すると、
その企業は技術を独占したり、他の企業にライ
センス使用料の支払いを求めたりすることで収
益をあげて事業を拡大しやすくなります。特許
は発明者の権利を守る一方で、使い方によって
は新たなイノベーションを阻害するという指摘
もあります。

　iPS細胞作製の基本特許については、京都大学が日本、アメリカ、ヨーロッパを含め、世界各国で多数取得しています（次頁の表を参照）。iPS細胞技術は非常に広範な利用が期待されています。京都大学がその特許の取得・維持に力を入れているのは技術を独占するためではなく、他の機関がその特許を取得して独占するのを防ぐためです。どこか一企業が特許を確保して独占してしまっては、他の機関の研究者がiPS細胞技術を使いにくくなり、研究の進展が妨げられる可能性が考えられます。一日も早く患者さんに新たな治療法を届けるためには、世界中の研究機関や企業がiPS細胞技術を用いた研究を進める必要があります。

　そこで、京都大学がiPS細胞を作製するための根幹となる特許を確保し、iPSアカデミアジャパン株式会社がその管理を行うことで、ライセンス料が高額にならない程度に抑え、iPS細胞を多くの企業が利用しやすいしくみを作っています。

京都大学が保有する代表的なiPS細胞の基本特許

国・地域	特許番号	権利範囲
日本	特許 第4183742号	4種の遺伝子（Oct3/4、Klf4、c-Myc、及びSox2）を体細胞に導入する工程を含む、iPS細胞の製造方法。
日本	特許 第4411362号	3種の遺伝子（Oct3/4、Klf4、及びSox2）を体細胞に導入し、bFGFの存在下で培養する工程を含む、iPS細胞の製造方法。
日本	特許 第4411363号	3種の遺伝子（Oct3/4、Klf4、及びSox2）を体細胞に導入し、bFGFの存在下で培養、もしくは4種の遺伝子（Oct3/4、Klf4、c-Myc、及びSox2）を体細胞に導入しiPS細胞を製造する工程、及びこのiPS細胞を分化誘導する工程を含む、体細胞の製造方法。
日本	特許 第5098028号	(A) 特定のOctファミリー遺伝子、Klfファミリー遺伝子、Mycファミリー遺伝子およびSoxファミリー遺伝子を体細胞に導入する、iPS細胞の製造方法。 （ただし、初期化される体細胞において、前記遺伝子のいずれかが発現している場合には、その遺伝子は導入する遺伝子から除いてもよい） (B) 特定のOctファミリー遺伝子、Klfファミリー遺伝子およびSoxファミリー遺伝子が導入された体細胞を、増殖因子bFGFの存在下で培養する、iPS細胞の製造方法。 （ただし、初期化される体細胞において、前記遺伝子のいずれかが発現している場合には、その遺伝子は導入する遺伝子から除いてもよい） (C) 前記(A)または(B)に記載の製造方法によりiPS細胞を製造し、分化誘導する、分化細胞を製造する方法。
日本	特許 第5248371号	(A) 3種の遺伝子（Oct3/4、Klf4、及びSox2）またはそれらの遺伝子産物を含むbFGF存在下で培養して、iPS細胞を誘導するための誘導剤 (B) 4種の遺伝子（Oct3/4、Klf4、Sox2、及びc-Myc）またはそれらの遺伝子産物を含む、iPS細胞を誘導するための誘導剤
日本	特許 第5467223号	以下の(1)〜(3)の工程を含む、iPS細胞の製造方法： (1) ES細胞で特異的な発現または高発現を示す遺伝子、WntシグナルまたはLIFシグナルにより活性化される因子をコードする遺伝子、ES細胞の分化多能性維持に必須の遺伝子、およびそれらのファミリー遺伝子から、体細胞へ導入することにより内在性のOct3/4遺伝子及びNanog遺伝子を発現させる遺伝子の組み合わせを選択する工程、 (2) 工程(1)で選択された遺伝子の組み合わせを体細胞に導入する工程、および (3) 工程(2)で得られた細胞を培養する工程。

国・地域	特許番号	権利範囲
日本	特許 第5603282号	以下の(1)〜(3)の工程を含む方法により製造されるiPS細胞: (1) ES細胞で特異的な発現または高発現を示す遺伝子、Wntシグナルまたは LIFシグナルにより活性化される因子をコードする遺伝子、ES細胞の分化多能性維持に必須の遺伝子、およびそれらのファミリー遺伝子から、体細胞へ導入することにより内在性のOct3/4遺伝子およびNanog遺伝子を発現させる遺伝子の組み合わせを選択する工程、 (2) 工程(1)で選択された遺伝子の組み合わせを体細胞に導入する工程、および (3) 工程(2)で得られた細胞を培養する工程。
米国	US8,048,999	Octファミリー、Klfファミリー及びMycファミリーの遺伝子を含む初期化因子。 Octファミリー及びKlfファミリーの遺伝子ならびにサイトカインを含む初期化因子。
米国	US8,058,065	4種の遺伝子(Oct3/4、Klf4、Sox2、及びc-Myc)をレトロウイルスにより体細胞に導入し、iPS細胞を作製する方法。
米国	US8,129,187	3種の遺伝子(Oct3/4、Klf4、及びSox2)をレトロウイルスにより体細胞に導入し、フィーダー細胞上あるいは細胞外マトリクス上でES細胞培養条件と同様の培養条件にて培養することでiPS細胞を製造する工程、及びこのiPS細胞を分化誘導する工程を含む、体細胞の製造方法。 4種の遺伝子(Oct3/4、Klf4、Sox2、及びc-Myc)をレトロウイルスにより体細胞に導入し、フィーダー細胞上あるいは細胞外マトリクス上でES細胞培養条件と同様の培養条件にて培養することでiPS細胞を製造する工程、及びこのiPS細胞を分化誘導する工程を含む、体細胞の製造方法。
米国	US8,278,104	哺乳動物の体細胞に、Oct3/4、Sox2、Klf4の3遺伝子をレトロウイルスベクターで導入し、サイトカインの存在下で培養する、iPS細胞の作製方法。
欧州	EP1970446	Octファミリー、Klfファミリー及びMycファミリーの遺伝子又は遺伝子産物を含む初期化因子。 Octファミリー及びKlfファミリーの遺伝子又は遺伝子産物、ならびにサイトカインを含む初期化因子。

◉ iPS細胞とベンチャー企業

　iPS細胞作製の基本特許を京都大学が保有する一方、iPS細胞から他の細胞を作る技術（分化誘導法）などは各企業が特許を保有することで、収益を確保できるようになっています。今はまさに分化誘導法などの技術開発が進んでおり、これらの技術を活用したベンチャー企業も多数立ち上がってきています。京都大学iPS細胞研究所に所属する教員が関与する大学発ベンチャーだけでも6社（2020年3月現在）あり、それぞれiPS細胞に関連した技術を使った事業を展開しています（次頁の表を参照）。

　他にもiPS細胞から作製した網膜細胞を用いて難治性網膜疾患の治療を目指した株式会社日本網膜研究所（現：株式会社ヘリオス）やiPS細胞を用いて心筋の再生を目指すHeartseed株式会社など、様々なベンチャー企業が立ち上げられ、それぞれ独自に社会への還元を行っています。

　ベンチャー企業が自身の収益により事業を拡大し研究が加速する場合もありますし、ある程度研究開発が進んだ段階で大手企業に買収されて研究が加速することもあります。

　大学で開発された技術をもとに、商品を製造・販売するまでには様々な課題があり、そこを乗り越えられずに日の目を見ない技術もあります。例えば、患者さんに移植するための細胞は実験

用のものよりも厳格に制御されたクリーンな環境で、動物由来の成分が混入していないなど、安全性が確認された材料を使って、手順書に忠実に作る必要があります。実験室レベルではうまく細胞を作ることができていても、医療レベルの細胞を作る際には使う材料や環境が変わるため、うまくできないということもあります。また、多くの患者さんのニーズに答えるためには大量の細胞を一定の品質で作る必要がありま

京都大学iPS細胞研究所（CiRA）の教員が関与するベンチャー企業

設立年月	社名	URL	事業内容
2011年9月	株式会社メガカリオン	http://www.megakaryon.com/	iPS細胞由来の血小板製剤の実用化を実現する。
2013年4月	iHeart Japan株式会社	http://www.iheartjapan.jp/	iPS細胞を用いた、心疾患に対する再生医療製品の開発。
2015年8月	サイアス株式会社	https://thyas.co.jp/	自家T細胞による再生T細胞療法の開発を進める。
2018年4月	株式会社aceRNA Technologies	https://acernatec.com/	RNAスイッチ技術を使って、再生医療や新薬創出に貢献することを目指す。
2019年6月	タイムセラ株式会社	https://timethera.com/	疾患特異的iPS細胞を用いて、難治性神経疾患の創薬研究を進める。
2019年9月	RegeNephron株式会社（現:リジェネフロ株式会社）	https://www.regenephro.co.jp/	多能性幹細胞から腎臓を作る技術を用いて、腎疾患の治療法開発を目指す。

すが、それもまた課題の一つです。こうした基礎的な技術を応用していく際の大きな障壁を「死の谷」と表現することもあります。アメリカでは「死の谷」の橋渡しをベンチャー企業が担っており、ベンチャー企業が育てた技術を大手企業が買い取って商品化に進むという流れができています。

　一方で日本では、アメリカと比べるとベンチャー企業を立ち上げるという雰囲気があまり活発ではありません。最近では大学発ベンチャー企業を促進するための取り組みが行われ、本章でも紹介したようにiPS細胞関連技術も含めていくつかのベンチャー企業が始動しています。しかし、その数や資金力ではアメリカに全く及びません。そのためアメリカ流のベンチャー企業を介した開発だけでは、必ずしもうまくいかないとも考えられました。京都大学iPS細胞研究所では、iPS細胞技術の「死の谷」を越える一つの方法として、2015年に武田薬品工業株式会社と10年間の共同研究プログラム「T-CiRA」を開始しました。T-CiRAでは心不全、糖尿病、神経疾患、がん、難治性筋疾患などの領域で、iPS細胞技術を基盤とした新薬や細胞治療といった革新的な治療方法を患者さんに届けるための研究を行っています。

② iPS 細胞技術が 医療現場に届くまで

◉ 医療の確立に向けて

　これまでの歴史上で人々は病を克服しようと、医療研究を重ね、数多くの治療法が確立されてきました。輸血を例に見てみましょう。

　輸血の始まりは1667年にさかのぼります。フランス人医師のジャン＝バティスト・デニが、貧血と高熱のある青年に、小羊の血液を注入したところ、顕著な回復を見せました。これは効果がある治療法に違いないと考えたデニは、その後、他の患者さんにも同様に小羊の血液を注入しましたが、1人が亡くなったため禁止されることとなりました。その後、血液型や血液の凝固を防ぐ薬剤の発見などにより近代的な輸血へと発展し、輸血に伴う重い副作用や死亡事故を減らすことができるようになりました。

　この例からもわかるように、まだわからないことにより、思いもよらない副作用が発生してしまうことがあります。しかし、同じ過ちを繰り返すわけにはいきません。現在ではそうした万が一の事故のリスクを最小限にしながら着実

に進めていくしくみができています。

　私たちiPS細胞研究所に、重篤な疾患の患者さんから、自分は実験台になって死んでしまってもいいから、iPS細胞を使った新しい治療を試してほしいという声が寄せられることもあります。しかし、安全性や有効性がよくわからない状態でヒトに細胞移植をしたり薬剤を投与することは、予測できないリスクだけでなく、他の患者さんにとっても有益な情報が得られない可能性をはらんでいます。たとえその患者さんの症状が大幅に改善されたとしても、その効果が移植細胞あるいは薬剤によるものなのか、他の要因によるものなのか、正確に判断することができないのです。

　そこで、現在では患者さんが負うリスクをできる限り小さくするため、様々な工夫がなされています。まず、新たな治療法の候補となるものに効果が期待できるかどうかや安全性がどうかについて、動物やヒトの培養細胞を使って検証します。そして選ばれた良いものだけが、患者さんのご協力のもと人で安全性や有効性を確認する段階にまで至ります。

◉ 臨床研究とは？ 治験とは？

　患者さんにご協力いただく医学研究のことを「臨床研究」といいます。ひと口に臨床研究といっても、アンケート調査に回答をするような

ものから、大掛かりな手術を受けるようなものまで、様々な種類があります。その中でも、国に新しい薬や治療法として認められて、一般の診療でも使われるようにするために客観的なデータを集める研究は、「治験」と呼ばれています。

　臨床研究と治験ではそれぞれ適用される法律が異なり、実施してよいかどうかを認められるプロセスにも違いがあります。iPS細胞などを使った再生医療における臨床研究は、「再生医療等安全性確保法」の対象となります。まず臨床研究の計画が、特定認定再生医療等委員会という再生医療等技術や法律の専門家等の有識者の委員会で審査され、認められた場合に厚生労働省にその計画を提出することができます。一方、治験は「医薬品医療機器等法」が適用され、それぞれの研究機関の治験審査委員会で治験計画が審査され、その結果、認められたものを厚生労働省に届け出て実施されます。

臨床研究、臨床試験、治験の概念図

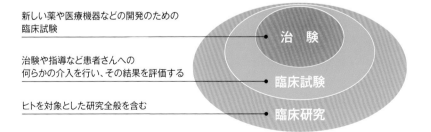

新しい薬や医療機器などの開発のための
臨床試験 ——————————————————● 治　験

治験や指導など患者さんへの
何らかの介入を行い、その結果を評価する ——————● 臨床試験

ヒトを対象とした研究全般を含む ——————————● 臨床研究

臨床研究や治験は、治療とは異なります。臨床研究や治験も病院で行われること、医師が実施することもあり、被験者が「治療」と誤解しやすい環境にあるのは事実です。しかし、治療は症状の改善がある程度見込まれるのに対して、臨床研究や治験では必ずしもそうとはいえません。そもそも主目的が安全性の確認であったり、有効性を期待できない偽薬（プラセボ）を使うこともあります。安全性と有効性を正確に検証するために、患者さんをプラセボを投与するグループと薬を投与するグループに分けて比較をするのです。

　臨床研究や治験で検証した結果、副作用が大きく出てしまったり、思うような効果が得られなかったりして、治療として認められない場合もあります。iPS細胞を使った臨床研究・治験でもこのようなケースがないとはいい切れません。臨床研究や治験が始まるタイミングで新聞やテレビなどで大きく報道されることもあり、iPS細胞技術がすでに治療法になっていると誤解をされたり、いつになれば治療として受けられるようになるのかと疑問を持つ人もたくさんいます。しかし、今は複数の疾患で臨床研究や治験が行われている段階であり、まだ多くの患者さんが病院で受けられる治療にはなっていません。また、臨床研究や治験の段階では結果がどうなるかがまだわからないので、いつ治療法として実現できるか答えることは難しいのです。

● 先進医療と早期承認制度

　治験で安全性や有効性が認められる結果が出ると、そのデータを取りまとめて厚生労働省に申請をし、公的医療保険の適用となる治療法として認められれば、様々な医療機関で多くの患者さんに利用されるようになります。ただし、それだけが新しい治療法になる道ではありません。公的医療保険制度の対象にはなっていないものの、高度な医療技術を用いた治療法として認める「先進医療制度」を適用して患者さんに治療を行うという進め方もあります。しかし、公的医療保険と併用ができるとはいえ、先進技術部分に関する費用はすべて自己負担になります。また、公的医療保険を一切介さない自由診療という方法もありますが、非常に高額な医療となり、患者さんにとって金銭的な負担が大き

新しい治療法が誕生するまで

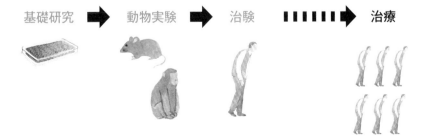

基礎研究　➡　動物実験　➡　治験　❚❚❚❚❚➡　治療

くなることが想定されるため、多くの場合は保険適用を目指して治験が行われています。

　iPS細胞などの細胞を使った治療法は、細胞が生き物であるために、化合物などの医薬品と同様に安全性や有効性を評価することが難しいといわれています。そもそも治療の実績が多くありませんので、治験でデータを積み上げていく必要があります。しかし、患者さんの数が非常に少ない疾患などでは、データの積み上げが困難なことがあります。そのため、疾患が重篤である、有用性が高い、大人数での治験が困難、一定の有効性と安全性が示されるなどの条件を満たし、厚生労働省によって承認された場合には、実際の医療現場で治療として実施しながら、その記録から安全性や有効性のデータを収集し報告する形で進めることができるようになりました（条件付き早期承認制度）。これにより、より早く新しい治療法を患者さんに届けられるようになることを目指しています。

特許証（特許第４１８３７４２号）：「誘導多能性幹細胞の製造方法」

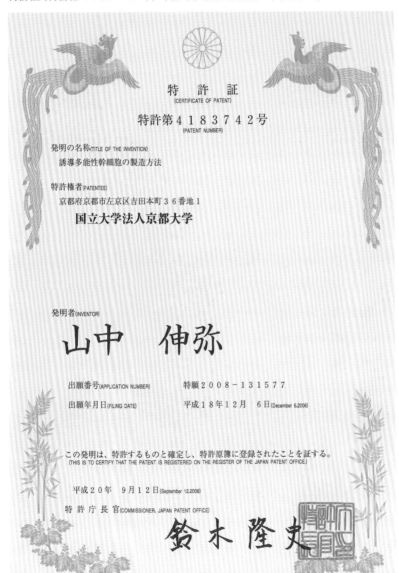

特　許　証
(CERTIFICATE OF PATENT)

特許第４１８３７４２号
(PATENT NUMBER)

発明の名称(TITLE OF THE INVENTION)
誘導多能性幹細胞の製造方法

特許権者(PATENTEE)
京都府京都市左京区吉田本町３６番地１
国立大学法人京都大学

発明者(INVENTOR)
山中　伸弥

出願番号(APPLICATION NUMBER)　　　特願２００８－１３１５７７
出願年月日(FILING DATE)　　　平成１８年１２月　６日(December 6.2006)

この発明は、特許するものと確定し、特許原簿に登録されたことを証する。
(THIS IS TO CERTIFY THAT THE PATENT IS REGISTERED ON THE REGISTER OF THE JAPAN PATENT OFFICE.)

平成２０年　９月１２日(September 12.2008)

特許庁長官(COMMISSIONER. JAPAN PATENT OFFICE)
鈴木隆史

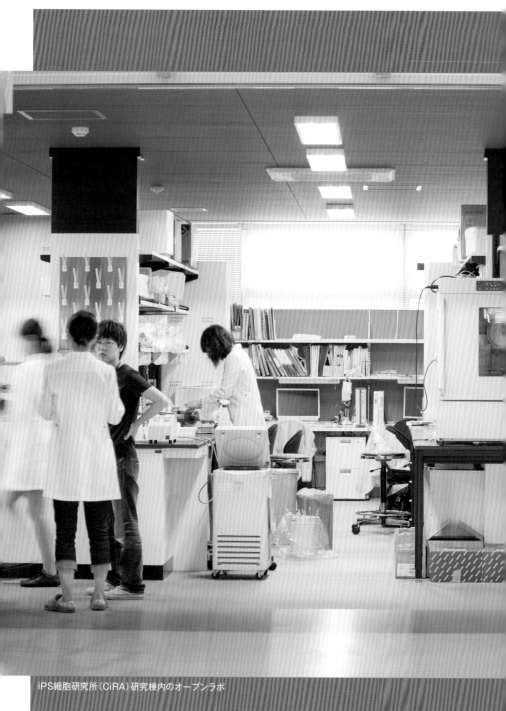

iPS細胞研究所（CiRA）研究棟内のオープンラボ

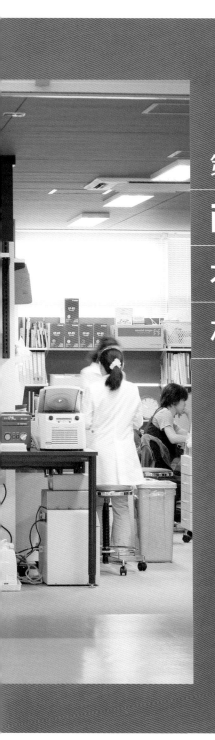

第Ⅵ章

iPS細胞技術が
社会に
根付くために

● iPS細胞開発の動機

　山中伸弥がiPS細胞を開発した動機、その一つは「受精卵（厳密には胚）を壊すことなくES細胞のような細胞を作りたい」というものでした。いくらでも増え、体のどんな細胞にでもなれるという夢のような能力を持ったES細胞は早くから再生医療への応用が期待され、研究が進められてきました。一方で、ES細胞が（不妊治療の結果、廃棄されることとなった余剰胚から作られるといえども）生命の萌芽ともいえる胚から作製されることに対して、倫理的な観点から大きな懸念を抱く人たちも少なくありませんでした。とりわけキリスト教メソジスト派＝プロテスタントの信者であるジョージ・W・ブッシュ大統領（当時）の政権下では、新規のES細胞研究に対して連邦予算から研究助成金の拠出を認めない時期もありました。

　そのような背景もあり、作製に胚を必要としないiPS細胞が開発されたことは、ES細胞に異を唱える人からは歓迎の眼差しを向けられました。

　胚使用の有無が倫理的課題の焦点となっていたため、iPS細胞は「倫理的課題がない」と評されることが少なくありません。しかし、それは正しい理解なのでしょうか。「胚を使って作製するという倫理的な課題がない（が、他に考え

るべき倫理的課題はある）」というのが正確か
もしれません。本章では、iPS細胞研究を進め
る上で考えていくべき倫理的課題を取り上げ
ます。

◉ 多能性幹細胞から
精子・卵子を作る研究

　多能性幹細胞（ES細胞やiPS細胞）が色々な
細胞に分化できる能力を応用して、生殖細胞
（精子、卵子やそれらの元となる細胞）を作る
研究が行われています。

　ちょっとびっくりするような研究ですが、マ
ウスでは多能性幹細胞から精子・卵子がすでに
作製されており、多能性幹細胞由来の精子を
使ってマウスの仔が生まれたことも報告されて
います。ヒトではまだまだだろう、と思ってい
ても、そうともいい切れません。多能性幹細胞
から卵子の元となる卵原細胞を培養だけで作れ
ることが2018年には示されたのです。

　この研究は主に、体の中で生殖細胞が作られ
るプロセスを理解すること、人が発生するしく
みや遺伝病、不妊症等の解明や治療法の開発に
役立てることを目的としています。研究が進む
と技術的には、不妊症の方の血液から精子ある
いは卵子を作り、受精させることで子どもを授
かることができるようになるでしょう。また理
論的には同性同士あるいは1人からでも子ども

が生まれる可能性があります。

　遺伝病や不妊症に対して新たな治療法が生まれるという希望もある一方で、心配する声もあるでしょう。iPS細胞技術で生まれる子どもは健康でいられるのか？（本当のことは、子どもが寿命をまっとうするまで調べないとわからない？ 何か問題が生じたとしても、それはiPS細胞技術によるものといい切れる？） 自分の細胞がもし悪用されて子どもが生まれてしまったら？ 家族の在り方は？

　倫理的課題に対する考え方は、人によって、また、背景となる文化や宗教的価値観などによって異なり、正解・不正解がはっきりあるわけではありません。また、時代によっても変わ

体外受精によって誕生した出生児数の推移（日本）

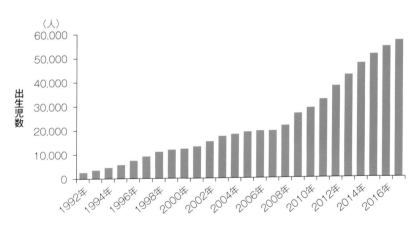

（日本産科婦人科学会 データブック2017の報告結果をもとに作成）

ります。体外受精がその好例でしょう。当初は
なかなか受け容れ難いという人も少なくなく、
生まれた子どもは「試験管ベイビー」として話
題になりました。しかし今では（少なくとも日
本では）かなり一般的になり、2017年には国内
で56,617人となり、この年に生まれた子どもの
実に約16人に1人が体外受精により誕生してい
ます。

　今はまだヒト多能性幹細胞から精子・卵子が
作製されていませんが、技術的には時間の問題
かもしれません。現時点で日本では、ヒト多能
性幹細胞から精子・卵子を作製することは認め
るが、その受精は禁止するという指針を、文部
科学省と厚生労働省が出しています。

多能性幹細胞から精子・卵子を作る

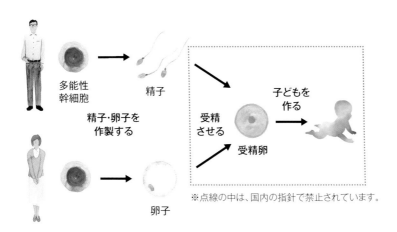

※点線の中は、国内の指針で禁止されています。

● 動物性集合胚研究
―ブタの体内でヒトの臓器を作る?!―

　多能性幹細胞は体の様々な細胞に変化することができますが、体内の臓器と同様の立体臓器を作るのは至難の業で、まだ実現していません。培養皿の上で作ることが難しいのであれば、動物の体を借りるのはどうだろう、という発想のもと、動物の体内でヒトの臓器を作製する研究をしている研究者がいます。

　仮にヒトの膵臓を作製したいとしましょう。借りるのは比較的ヒトに遺伝子や体の大きさが近いとされるブタの体です。まず、ブタの受精卵に遺伝子操作を加えることで、発生過程において膵臓が作られないようにします。その受精卵から少し進んだ胚に、ヒトの多能性幹細胞を注入します（このように、動物の胚にヒトの細胞を注入したものを動物性集合胚と呼びます）。そうすると、できないはずの膵臓のところにヒト多能性幹細胞からできた「ヒトの膵臓」ができるというアイデアです。

　そんなの夢物語だ、と一蹴できない研究成果が出ています。まだブタの体内でヒトの臓器はできていないのですが、マウスとラットの間ではすでに実現しています。具体的には、膵臓を作ることができないラットの胚にマウスの多能性幹細胞を注入し、発生させて、ラットの体内

で「マウスの膵臓」を作ることに成功していま
す。興味深いことに、ラットはマウスよりも体
が10倍ほど大きいのですが、ラット体内にで
きた「マウスの膵臓」は本来のマウス膵臓の大
きさではなく、ラットのものと同等になったの
です！さらに、この「マウスの膵臓」から膵島
（＝ランゲルハンス島）を分離し、糖尿病モデ
ルマウスに移植したところ、糖尿病の症状が改
善し、移植直後の5日間を除き、免疫抑制剤を
投与せずに1年以上も正常血糖値を維持するこ
とができたと報告されています。

　ヒトとブタでは、マウスとラットよりも種の
違いが大きいため、まだ研究が必要ではありま
すが、あながち夢物語ではないことがおわかり

動物性集合胚研究の説明

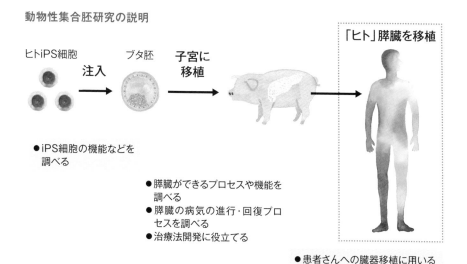

ヒトiPS細胞　　　　ブタ胚　　子宮に移植　　　　　　　　　　「ヒト」膵臓を移植

注入

●iPS細胞の機能などを
　調べる

●膵臓ができるプロセスや機能を
　調べる
●膵臓の病気の進行・回復プロ
　セスを調べる
●治療法開発に役立てる

●患者さんへの臓器移植に用いる
●膵臓が体内で適切に機能するか
　を調べる

※点線の中は、国内の指針で禁止されています。

いただけたのではないでしょうか。

　これが実現すれば、適合臓器の移植を切実に望む重篤な糖尿病患者さんにとって朗報となるかもしれません。一方で、動物を人間のために利用してもよいのか？　豚肉を食べる文化圏であれば、すでに食用に利用されているので許容されるのではないか？　動物が「ヒト化」してしまうことはないのか？　ただ単純に受け容れられない……。様々な意見があるでしょう。

　動物性集合胚研究は移植臓器の作製だけを目指しているのではなく、研究のステップごとにそれぞれの目的があります。そして、現時点でどこまでなら研究を進めてもよいのか、というルールが定められています。

　日本では、「ヒトに関するクローン技術等の規制に関する法律」（2000年）のもとで「特定胚の取扱いに関する指針」（2001年）が制定されました。当初は、人に移植できる臓器を作るための基礎研究に限り、動物性集合胚の作製、および作製後14日間または原始線条（胚の発生初期に現れる線条）の発現までの期間の培養が認められていました。しかし、研究の進展も相まって、議論の末、2019年3月1日に指針が改正されました。その結果、臓器移植だけでなく病気のしくみの解明や薬を開発する目的なども含め、ヒトの臓器を持つ動物を産出することが容認されるようになりました（作製された臓器を移植することについては、検討されていません）。

　このように、研究の進捗やそれを取り巻く社会の状況に応じて、ルールが変わることもあるのです。

　動物性集合胚について一般市民、そして研究者がどう感じているのかを尋ねた興味深い調査があります。CiRAの藤田みさおらの研究グループは、2016年2〜4月に日本の一般市民および研究者を対象に、意識調査を実施（回答者はそれぞれ520名、105名）したところ、動物性集合胚の作製に関しては市民の80.1%と研究者の92.4%が、ヒトと動物の細胞が混ざった個体（ヒト‐動物キメラ）の作製に関しては市民の64.4%と研究者の83.8%が許容するという結果が得られました。

　また、動物の脳、肝臓、精子・卵子、皮膚、血液、心臓にヒトの細胞が含まれることに対する抵抗感について尋ねたところ、とりわけ脳、精子・卵子において懸念する声が大きく、48.5%の市民と45.7%の研究者が脳に、52.1%の市民と74.3%の研究者が精子・卵子に、ヒトの細胞が含まれることを全く許容できないと回答しました。

　脳の場合はヒト‐動物キメラが人と同等の認知機能を有するようになること、精子・卵子の場合はその個体から人が生まれることを危惧する議論がありますが、この回答でも同様の傾向が見られました。研究者らにはそのような問題を回避する方策を科学的に示していくことが求められるでしょう。

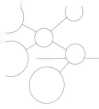

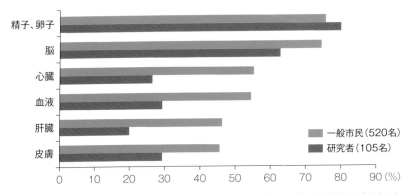

動物の臓器・細胞にヒト細胞が含まれることに対する抵抗感*

（縦軸の項目：精子、卵子／脳／心臓／血液／肝臓／皮膚）

一般市民（520名）
研究者（105名）

*この調査では、各臓器に対して、「受け入れられる」「まあ受け入れられる」「あまり受け入れられない」「受け入れられない」という4つの選択肢を提示した。本図は、「あまり受け入れられない」「受け入れられない」と回答した人の結果である。

(Sawai T. Hatta T. Fujita M.(2017)"The Japanese Generally Accept Human-Animal Chimeric Embryo Research but Are Concerned About Human Cells Contributing to Brain and Gametes"より引用)

⊙ iPS細胞×ゲノム編集

　近年の生命科学分野では、「ゲノム編集」がホットな話題となっています。ゲノム編集は、狙ったゲノムの一部を切り取ったり、新しい配列を加えたり、違う配列に書き換えたりできる技術です。2012年にそれまでよりも簡便かつ精度高くゲノムを改変できるCRISPR-Cas9（クリスパー・キャス9）という手法が発表されたことにより、ゲノム編集を扱える研究者の裾野がぐんと広がり、研究者以外の人も耳にする機会が増えました。

　iPS細胞技術とゲノム編集技術は非常に相性がよく、両者を組み合わせることで新たな治療

法開発の可能性が見えてきました。

　例えば、デュシェンヌ型筋ジストロフィー症（DMD）への再生医療研究をご紹介します。DMDはジストロフィン遺伝子に異常があって起こる病気です。患者さんの体の細胞一つひとつに異常のあるジストロフィン遺伝子が入っています。患者さんの皮膚あるいは血液の細胞から作ったiPS細胞にも異常のあるジストロフィン遺伝子が含まれます。ただ、iPS細胞の段階で、ゲノム編集により異常なジストロフィン遺伝子を修復し、培養した後に分化させると修復されて正しく働くジストロフィン遺伝子を持つ筋肉の細胞が得られます。その筋肉の細胞を体に移植することで、DMDの症状が改善されると期待されます。

　DMDのように進行性であるにもかかわらず

iPS細胞とゲノム編集技術を用いた、デュシェンヌ型筋ジストロフィーの再生医療研究

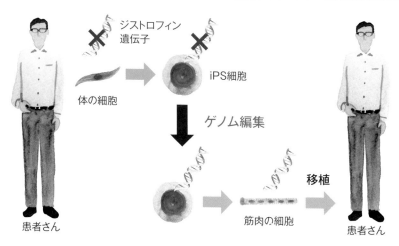

根本的な治療法がなく、死に直結するような病気への治療に関してゲノム編集を使うことに反対する人は多くないでしょう。では、DMDのように命には関わらないものの障害を生む病気の場合は？ 病気ではないけれど、ある能力を高める、あるいは容姿を変えるためなら？ 受精卵にゲノム編集を行う、あるいはゲノム編集した精子・卵子を受精させることは？（体細胞にゲノム編集を行った場合、その細胞を移植しても影響はその人限りですが、精子・卵子・受精卵にゲノム編集を施した場合はその影響が後の世代にも及びます。）

　ゲノム編集技術そのものに、狙っていないゲノムの箇所を改変してしまうことがある（オフターゲット）という技術的な課題がありますが、その解決を待つ前に、上のような問いについてしっかりと社会で議論すべきです。どこまでなら良しとし、どこからは良しとしないのか、その線引きをするのは非常に難しいのですが、一人ひとりが尊重される社会を実現する上では大事なことだと思います。

◉ 求められるiPS細胞のルール作り

　ここまで、iPS細胞研究を進めていく上で考えていくべき倫理的課題の例をご紹介しました。これまでにも、臓器移植、体外受精など新しい技術が生まれたときには、それまでは予想もで

きなかったような倫理的な課題が生まれてきま
したが、iPS細胞も例外ではありません。

　倫理的課題の多くは善し悪しが白か黒のよう
にはっきり二択に分かれているわけではなく、
白黒のグラデーションのどこかにあるようなも
のです。人々の文化や価値観、その時代におけ
る技術の成熟度や社会のニーズなどによってそ
の見方は変わり得ます。

　大事なのは、現時点ではどのようにその技術
を使うのか、社会全体で議論をして、現実的な
落としどころを見つけることのように思います。

　車は移動手段としての利便性に優れており、
私たちの生活には欠かせないものとなりました。
しかし、使い方を誤れば事故を起こして人に危
害を加えてしまうこともあります。そこで私た
ちは交通ルールを定め、それを守ることで便利
な生活を享受しています。

　iPS細胞技術も同じです。すでに国内には法
律や指針、国際的には国際幹細胞学会（ISSCR）
が定めるガイドラインもありますが、現在想定
される懸念を網羅できているわけではありま
せん。研究は日進月歩ですが、議論・意思決定に
は時間がかかります。最悪のシナリオは、ルー
ル作りが後手に回って不本意な結果が生まれ、
それにより、技術のよいところまで利用できな
くなってしまうことです。技術が健全な形で社
会に受容されるよう、想定される倫理的課題に
対して社会で議論を進めていくことが望まれます。

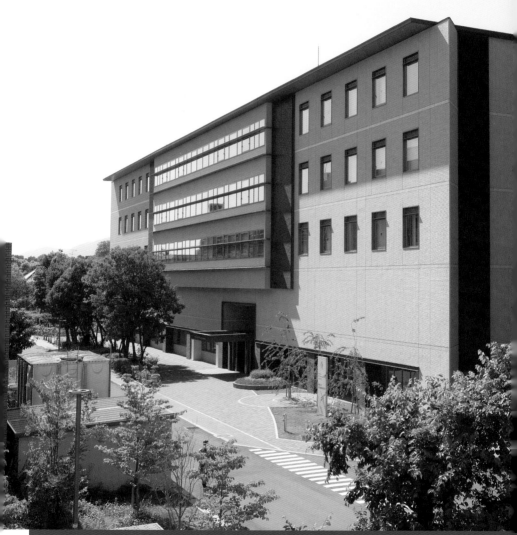

iPS細胞研究所（CiRA）外観

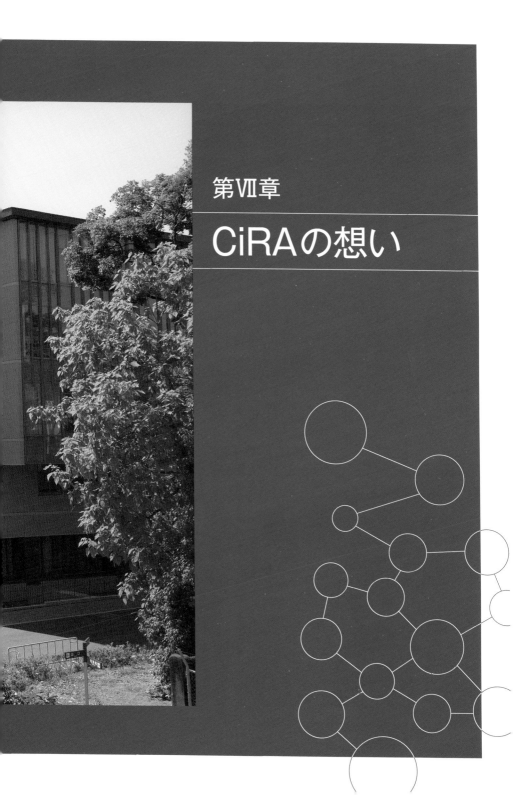

第Ⅶ章

CiRAの想い

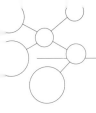

◉ 世界初！
iPS細胞に特化した研究所──
京都大学iPS細胞研究所（CiRA）

　2007年にヒトiPS細胞が報告されたことにより、iPS細胞は私たちの医療に役立てられる可能性が大きく広がりました。iPS細胞の生みの親である山中伸弥は、整形外科医だった頃に治療法のない患者さんを目の当たりにし、「今の医学では治せない病気やケガを将来は治せるようにしたい」という夢を持ったそうです。そして、iPS細胞の開発により、その夢に向かっての大きな一歩が踏み出されたのです。

　世に出たばかりのiPS細胞を使って新しい医療を切り拓く研究を進めるため、当時山中が所属していた京都大学物質-細胞統合システム拠点（iCeMS＝アイセムス）内に「iPS細胞研究センター」が立ち上がりました。2008年のことです。

　iPS細胞技術は日本発ということもあり、大変注目され、政府も国としてiPS細胞技術を育てていこうと大きな支援をすることを決めました。その支援により、世界で初めてiPS細胞研究に特化した研究所として2010年4月に設立されたのが、「京都大学iPS細胞研究所」です。

　英語での名称は「iPS細胞研究センター」時代から変わらず、Center for iPS Cell Research and

Application（CiRA＝サイラ）です。日本語名に
は表れてはいませんが、"Application（応用）"
こそが「CiRAらしさ」。もちろんCiRAは研究
所ですので、研究を重ねて新たな発見をし、そ
の成果を論文としてまとめ、世界中に発信する
ことで科学の発展に寄与することが大きな仕事
です。しかし、それだけではありません。その
研究の先には患者さんがいます。「iPS細胞を
使って新しい治療法を開発し、一人でも多くの
患者さんを治せるようにする」というミッション
を掲げ、研究所が一丸となって、日々の研究や
業務に励んでいます。

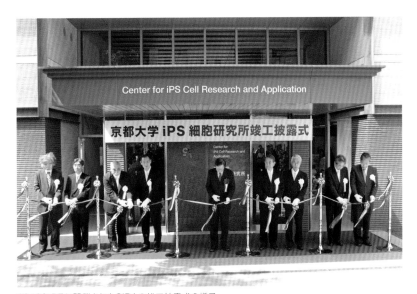

2010年5月に開催されたCiRAの竣工披露式の様子。

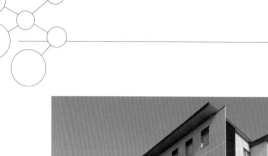

CiRAの本館。2010年に研究棟が完成したのを機に、iPS細胞センターからiPS細胞研究所へと改組された。iPS細胞研究を基礎研究から臨床応用に進めるため、様々な最先端の研究設備を整備している。

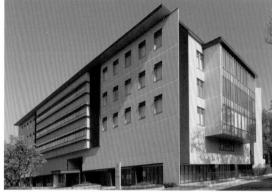

2015年3月に竣工した、CiRA第2研究棟。オープンラボ（仕切りのない研究室）や培養室を含む実験エリアが3階〜5階に設けられている。

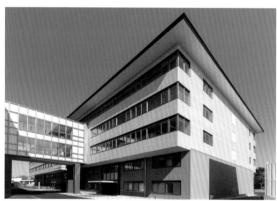

2017年2月に竣工した、CiRA第3研究棟。本館内にも設置されている動物実験施設および細胞調製施設（FiT）が増設され、医療に使用可能なiPS細胞の製造体制が拡充された。

　CiRAが設立された当初は、約150名の研究者やスタッフが在籍し、それぞれ異なる研究テーマを掲げた18の研究室がありました。生まれたばかりのCiRAを象徴するかのように、研究室のリーダーを務める主任研究者も半数ほどが30歳代と若く、挑戦的な研究や試みがなされてきました。

　その後、さらに多様な専門性を持つ研究者やスタッフがCiRAに加わり、2019年には大学院生も含め約550名ものメンバーが所属する大所帯となりました。研究室も30に増え、iPS細胞研究を充実させてきました。

　CiRAは2020年4月に10周年を迎えました。この10年間、研究所一丸となって「iPS細胞技術を患者さんに届ける」という目標に向かって歩みを進めてきました。その中で、iPS細胞による再生医療を多くの人に提供することを目指

京都大学iPS細胞研究所（CiRA）のシンボルマーク

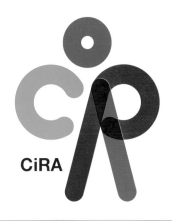

英語名の略称「CiRA」の4文字から人を形作り、「人の役に立つ研究と理想的な再生医療を実現する」という設立当初からの理念を表しています。

「緑・青・赤・黒（重なり）」の4色は、iPS細胞作製当初の4遺伝子をイメージすると同時に、「患者さん・研究者・臨床医・iPS細胞」の関わりを象徴しています。

なお、CiRAの中川誠人が原案を作成し、「牛乳石鹸」や「グリコ」のロゴを手掛けたデザイナーである奥村昭夫が制作しました。

した「再生医療用iPS細胞ストック」の提供や、パーキンソン病・血液疾患・軟骨損傷・FOP（進行性骨化性線維異形成症）・ALS（筋萎縮性側索硬化症）などに対する臨床研究・治験の開始というマイルストーンに到達することができました。

そして同じく4月には、京都大学iPS細胞研究財団（CiRA Foundation）が公益財団として認められ、本格的に活動を開始しました。この財団にはCiRAの細胞調製施設（FiT）やその運営に関わるスタッフが移籍し、iPS細胞ストックの更なる構築を含め、最適なiPS細胞技術を良心的な価格で届けるための事業を推進していきます。

多くの患者さんが病院で受けられるような新しい「治療」を届けるためには、ここからが正念場です。まだ「子ども」のiPS細胞技術を大事に育み、患者さんのもとへと送り届ける――CiRAの挑戦は続きます。

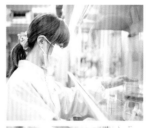
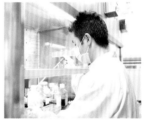

iPS細胞技術を世界の患者さんのもとに届けるべく、日々研究に励んでいる。

CiRA 2030年までの目標

1	iPS細胞ストックを柱とした再生医療の普及
2	iPS細胞による個別化医薬の実現と難病の創薬
3	iPS細胞を利用した新たな生命科学と医療の開拓
4	日本最高レベルの研究支援体制と研究環境の整備

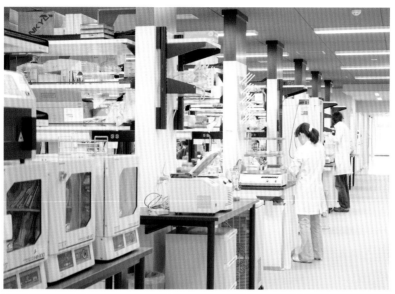

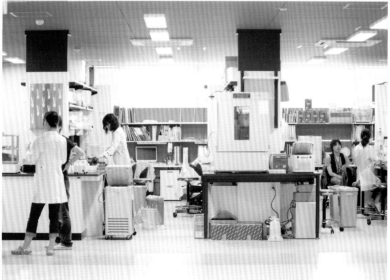

CiRA研究棟内のオープンラボの様子。研究室間の仕切りを取り払い、研究者同士が交流しやすい環境になっている。

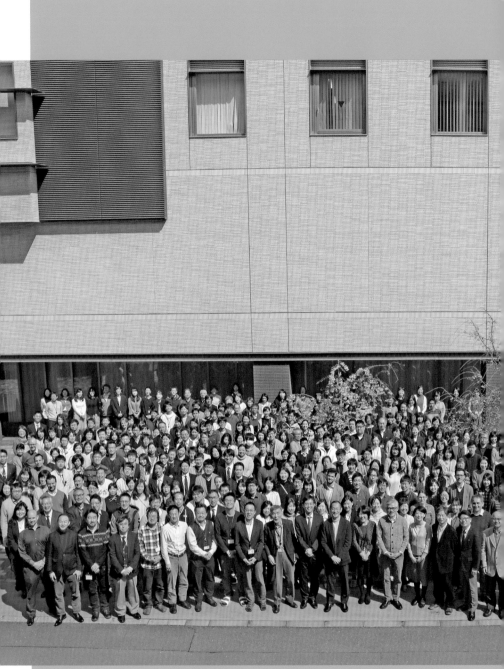

未来を担うCiRA研究者たち

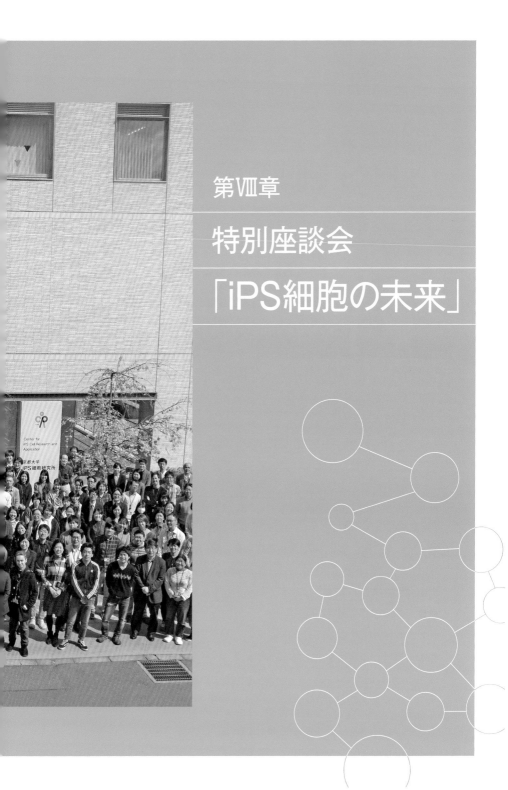

第Ⅷ章

特別座談会

「iPS細胞の未来」

特別座談会
「iPS細胞の未来」

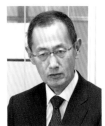
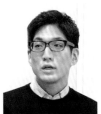
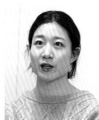
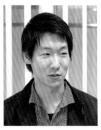

山中 伸弥
京都大学
iPS細胞研究所(CiRA)
所長・教授

澤井 努
CiRA
上廣倫理研究部門
特定助教

竹中 菜々
CiRA
臨床応用研究部門
特別研究員

松本 宙
CiRA
未来生命科学開拓部門
大学院生

司会(ファシリテーター)：**中内 彩香**(CiRA所長室)

司会　CiRAでは、様々な分野で研究をしているメンバーがいます。今日は、iPS細胞の生みの親である山中伸弥所長と、若手研究者・大学院生の3人に集まっていただきました。iPS細胞研究やその周辺領域の研究の未来のお話を一緒にできればと思っています。どうぞよろしくお願いします。

山中・澤井・竹中・松本　よろしくお願いします。

司会　澤井さん、竹中さん、松本さんそれぞれが、どういう研究をCiRAでされているかをお聞きしたいと思います。

松本　僕は、齊藤博英研究室（未来生命科学開拓部門）で、RNA[1]を使った合成生物学[2]の研究をしています。RNAを使って細胞の挙動を制御する研究です。最近では、液-液相分離[3]という現象を細胞の中で人工的に引き起こす

研究をしています。細胞の中では、水と油のように液相と液相で違う区画ができていて（液-液相分離）、色々な機能を果たしていることが知られています。その状態を、RNAとタンパク質を使って細胞の中で作り、その中でRNAがどんな機能を果たしているか理解すること、その状態によってRNAの機能を制御することを目標として研究しています。

1. RNA（リボ核酸）
細胞内で様々な役割を担っており、DNAの塩基情報がRNA（メッセンジャーRNA）に転写され、その情報をもとにリボソームでタンパク質が合成される。リボソームの活性に重要な部分はRNA（リボソームRNA）でできており、タンパク質合成の際にアミノ酸をリボソームに誘導するのもRNA（運搬RNA）の働きである。最近では、タンパク質を生み出さないRNA（ノンコーディングRNA）が生命現象の様々な場面で重要な役割を果たしていることが分かってきている。

2. 合成生物学
生物学や化学、工学など幅広い研究領域を統合して、生物を設計・作製・操作することで生命への理解を深める学問分野。

3. 液-液相分離
細胞内は液体で満たされていて、その中を多数の分子が行き交っている。しかし均一に混ざった状態ではなく、タンパク質などの分子が高い濃度で存在している部分があり、様々な生命現象を担っていると考えられている。

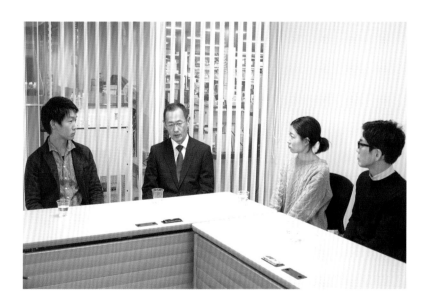

竹中　私は、櫻井英俊研究室（臨床応用研究部門）に所属し、筋肉の疾患、特に、デュシェンヌ型筋ジストロフィー症に対する再生医療の研究をしています。学部と大学院時代に理学療法学（リハビリテーション）を専攻していたのを活かし、筋ジストロフィー症（以降、「筋ジス」）に対する再生医療にリハビリテーション介入を加えたり、リハビリテーションの知識をもとに、患者さんのADL（日常生活動作）[4]とかQOL（生活の質）[5]を高める、最適な再生医療を届けるための研究をしています。かなり臨床医療に近いところの研究ですね。

---

4. ADL (Activities of Daily Living：日常生活動作)
日常生活を送るために最低限必要な日常的な動作で、起床・着替え・整髪・洗顔・食事・排泄・入浴・移動（歩行）などのこと。

5. QOL (Quality of Life：生活の質)
肉体的、精神的、社会的、経済的、すべてを含めた生活の質のこと。

司会　iPS細胞から作った筋肉の細胞を移植した後、さらにリハビリテーションをすることによって、患者さんの運動機能をより高めるという合わせ技でしょうか。

竹中　それも一つですし、細胞移植の前に何かしらの介入を加えて患者さんの筋肉の状態を整えておいたほうが、移植した細胞がその筋肉部位によく生着するのではないかとも考えています。また、患者さんの体の動きは病気の進行度によって全然違います。いつ、どの筋肉部位に細胞を移植するのが、その患者さんの生活をよりよく変えていけるのかも考えています。移植後にどの動きをどう評価すると、患者さんがより生活しやすくなっていると判断できるのかなど、今のうちから臨床に携わっている医師や理学療法士、作業療法士とディスカッションして、計画しています。

澤井　私は、上廣倫理研究部門で生命倫理の研究をしているのですが、科学技術が急速に進展する現代社会において、個人がどう生きるべきか、また社会がどうあるべきかという点に関心があります。これまでは、動物の体内でヒトの臓器を作るキメラ[6]研究（日本では動物性集合胚研究と呼ばれます）や、

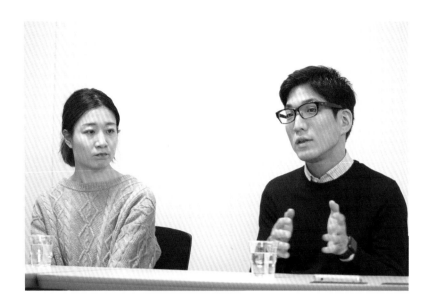

体外でES細胞やiPS細胞などの多能性幹細胞から精子や卵子を作る研究など
に伴う倫理的課題を研究してきました。

　CiRAで研究するのは大きな利点だと思っていて、ここ数年はCiRAの同年
代の研究者と協働しながら、多能性幹細胞から脳や胚を作るオルガノイド[7]
研究、またゲノム編集技術を用いた研究・臨床応用によって生じ得る生命倫
理上の課題を検討しています。

---

6. キメラ
一つの個体の中に異なる遺伝情報を持つ細胞が混じっている状態のこと。ブタの体内でヒト多能性
幹細胞由来の膵臓を作る研究などが計画されている。

7. オルガノイド
ES/iPS細胞などから3次元的に試験管内で作られた臓器のこと。

司会　このお三方だけでも、本当に幅広い研究をされていることが分かりまし
た。今年（注：2020年）でiPS細胞が誕生して14年が経ちますが、開発者であ
る山中先生は、ここまでのiPS細胞の研究の広がりや進み具合をどうご覧になっ

ていますか。

山中　ヒトiPS細胞を報告してからは13年になります。13年前は色々と不確定要素もありましたので、今の研究の状況を予想できたかというと、必ずしもそうではないのですが、ここまでは順調に進んできたと言えるのではないかと思います。

　10年前にCiRAの開所式をやりまして、そのときに文部科学大臣をはじめ様々な方に来ていただいたんですが、「まず、10年は研究させてください」とお話ししました。再生医療や創薬に向けた研究、また多様な基礎研究を進めていくけれども、当時はiPS細胞が本当に再生医療に使えるのかとか、薬が見つかるのかとか、まだ分からない課題も多かったです。それでも「10年は一生懸命やらせてください。それでダメだったら、CiRAは解散します」と皆さんの前で宣言しました。

　まだまだ課題は残っていますが、iPS細胞を使った再生医療が着実に医療に近づいてきて、薬の候補も見つかってきています。一方で、倫理面の課題

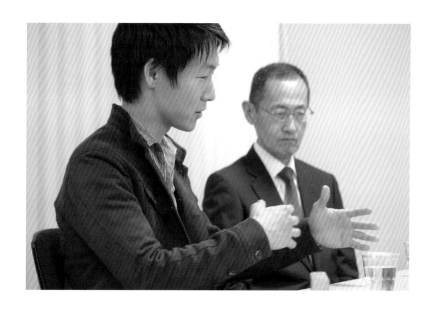

も出てきています。科学的にできそうだっていう見通しができてくると、急速に社会とのつながりが大切になります。ここまでは順調ですが、同時に生命倫理を含む様々な課題も生まれていますので、引き続きしっかり取り組んでいかないといけませんね。

司会　CiRAはiPS細胞を使った研究だけをしているだろうと思っている方も多いと思います。しかし、松本さんのように、一見iPS細胞とは結びつかないようにも思える基礎研究をしているメンバーもいて、個人的には非常に興味深いです。iPS細胞とその周辺領域の研究が同じ研究所でされているというのは、研究者にとってとてもいい環境じゃないかなと思うんです。

山中　iPS細胞は、再生医療と創薬ではそのまま医療応用に直結する形で使われますが、実験ツールとしても極めて便利で有用です。松本君はまさに、ツールの一つとして使っていると思います。僕自身もアメリカで基礎研究をしていますが、そちらではiPS細胞を完全に実験の材料として使っています。

　また、異分野融合といいますか、全然違う分野の人と接点があることによって、自分たちにはないアイデアが浮かんだり、自分たちだけではできないような研究を進められたりしますよね。澤井さんは文系ですか。

澤井　はい、文系です。

山中　竹中さんは理学療法士でしょう？　僕自身は、臨床医だったんですけども、本当にいろんな学部出身の人が集まっているし、もっといろんな人に来てほしいなと思っています。外国からの方も多いですが、もっと多くてもいいかなと思っています。そういう環境の中から新しいアイデアなどが出てくると思いますから。

司会　多様性に富む研究所になってきているなと感じます。CiRAでは多くの研究者がiPS細胞研究を進めていますが、松本さんの場合は、もともとの関心がiPS細胞そのものではありませんでした。

松本　最近になってCiRAにせっかくいるんだから、再生医療や幹細胞の研究についても学びたいなと思うようになり、他の研究室のメンバーにも声を掛けて、論文の輪読会を始めました。それぞれ自分の分野の興味深い論文を

持ってきて、一緒に読んで理解を深めています。やっぱり、専門の違ういろんな人が集まることで、違う角度からディスカッションができるのは楽しいですね。また、全然知らなかった分野の内容でも、自分や知り合いの研究と結びつけて理解できることも強みだと思っています。そういった点ではもともとの関心がiPS細胞ではなかったとはいえ、CiRAにいる利点は十分に享受できていると感じています。

司会　色々なバックグラウンドの方がいるからこその強みですね。そんな中、皆さん自身の研究が進むことで、5年、10年後にどんなことができていたらいいな、とか、こういうことを目指したいなというものを教えていただけますか。

澤井　これまでは、動物の体内でヒトの臓器を作るキメラ研究や多能性幹細胞から精子・卵子を作る研究に、どのような倫理的課題があるのかを同定・分析したり、それらの研究に対する、一般の方や研究者の意識を調査したりしてきました。生命倫理の議論において、日本人はゼロから1を生み出したり、何か新しいことを提案したりすることがあまり得意ではないように思います。そこで今後は、これまでの研究を発展させ、ある問題に関して私たちはどう判断するのがよいかという提言にまでつなげたいと考えています。

　また、CiRAでは身近に、多能性幹細胞から脳や胚を作るオルガノイド研究に関心を持っている研究者、またゲノム編集技術を用いた疾患研究に取り組んでいる研究者がいて、技術の長短を教えてくれますので、この環境に身を置く利点を活かして、先駆的な生命倫理の研究を進めていきたいです。そうした研究を積み重ねることで、結果的に、内閣府や文部科学省など国内の議論の場や、国際幹細胞学会（ISSCR：International Society for Stem Cell Research）、世界保健機関（WHO：World Health Organization）、欧州委員会（EC：European Commission）など国際的な議論の場で参照してもらえるような知見を提供できればと思っています。

松本　僕は、倫理研究の流れがあまり分かっていなくて…。僕たちのしている研究だったら論文を出して、みんなに再検証してもらってというような流れがあると思うんです。倫理は一般の方の意識や社会のしくみを変えていく

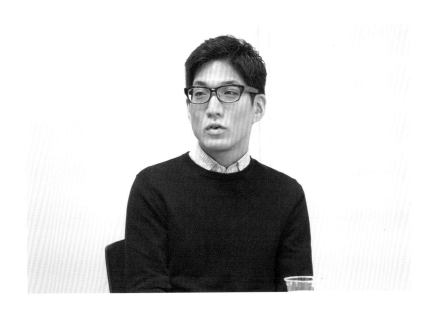

　ことがゴールかなと勝手に思っているんですが、発信としては論文プラスアルファで何かされていることはありますか。

澤井　CiRAは社会からの注目度が高い研究機関ということもあり、社会貢献活動として一般の方を対象にした講演会でお話ししたり、メディアの方からの倫理や規制に関するお問い合わせにお答えしたりする機会が多いです。

　また、倫理の研究者としては、例えば、先行の議論を参照して倫理的課題を同定・分析し、学術誌や書籍などの媒体で、自分自身の主張も織り交ぜた議論を展開しています。倫理の研究者といっても研究方法や目的は様々ですが、私の研究のゴールは、ある特定の科学技術に伴う倫理的課題を誰よりも早く指摘したり、そうした課題の解決策を提示したりすることで、答えのない生命倫理の課題を社会で、また世界で議論するための土台を整備することです。

司会　山中先生から先ほど、倫理のことを考えていかなければいけないというお話をいただきました。研究者同士で、倫理的な話をディスカッションするこ

とはあるんでしょうか。

山中　先端医療の研究をしていると、常に、どこまで研究していいんだろうという話をしますね。iPS細胞技術で期待もされつつ問題になっているのは、先ほど澤井さんが言ったような、脳のオルガノイドを動物に移植して実験モデルを作るということであったり、動物の体内でヒトのiPS細胞から臓器を作るといったものです。これらの研究は現在進行形で、例えば10年前だと日本では研究をしたら駄目だと言われていたのが、今は一部は認められるようになっています。

　では、本当に臨床に応用していいのかは誰が決めるんでしょう。倫理の研究者が決めるわけでもないですし、僕たちのように研究開発を進めている研究者が決めるわけでもない。患者さんが決めるわけでもなく、社会全体で決めるしかありません。そうは言っても、前はなかなか研究開発が進まないので、いつか話し合ったらいいという雰囲気もありましたが、昨今は日進月歩で研究が進んでいます。今できないことも5年後にはできるようになる可能性が高いですから、生命倫理の重要性は年を追うごとに高まっています。

　上廣倫理研究部門の皆さんには、ぜひ今まで以上に研究開発を行っている研究者とも連携していただくことを期待しています。

司会　社会全体で考えていくべきことはたくさんありますが、その社会に、竹中さんは新しい治療法を届けたいと研究されています。

竹中　まだ動物実験の領域を出ていないんですが、今抱えている課題を一つひとつクリアしていって、5年とか10年後には、パーキンソン病や眼の病気で行われているような、患者さんを対象とした臨床研究に進んでいけたらと思います。

　まずは、本当に、iPS細胞から作った筋肉の細胞を移植することで患者さんの体内で正常なタンパク質を適切に補えるか、そして、何よりも安全性に問題がないかを、小さな筋肉から調べていく必要があります。そして、その結果、細胞移植治療によって筋肉の機能改善につながることが証明できたら、その先も、さらに研究を続けて、患者さん一人ひとりに合わせて、適切な場

所・時期に筋肉に移植をして、さらに適切なリハビリテーションを組み合わせるという、筋ジスに対する新たな治療法を確立させて患者さんに届けたいと考えています。患者さんが「この病気は治る！」という希望を持って生きていけるような医療につながっていく未来を思い描きながら、今は一つひとつの実験を丁寧に進めています。

司会　ステップ・バイ・ステップですね。

竹中　すごく時間がかかるし、患者さんに届けることを目標とすると、安全性の確認を含め、論文に直結しないような地味な実験もすごく多いんです。うちの研究室の櫻井先生が、「私たちのラボでは、いいジャーナル（科学雑誌）に早く論文を出すっていうことを目標としないで、患者さんが望んでいる医療を確実に届けられることを目標にしましょう」といつも言ってくださっていて、私もそのとおりだと思っています。今すぐに派手な結果をドンと発表することはできなくとも、10年とか何十年か先に患者さんが本当に望んでいる医療を提供できる——その一端を担えたらいいなと思って、日々コツコツ

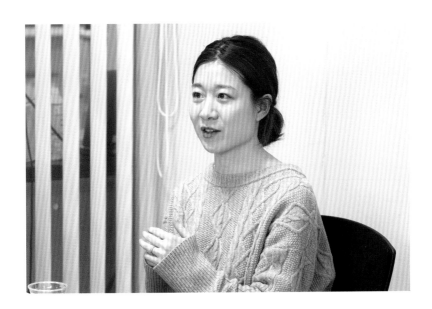

と実験を続けています。

司会　松本さんはいかがですか。

松本　僕は患者さんへの応用からは遠い研究をしていますが、CiRAだと結構、分野間のつながりが見えてくるところがあります。例えば、筋萎縮性側索硬化症（ALS）に関して、iPS細胞で病態モデルを作っている研究者がCiRAにいますよね。まだ直接的な因果関係は不明ですが、お亡くなりになったALS患者さんから採取した脳の神経細胞を観察すると、液-液相分離を起こすタンパク質の、異常な凝集体ができていて、それが病態と関係があるんじゃないかと言われています。将来的にはiPS細胞で作った疾患のモデルと僕たちが作ったツールを組み合わせることで、その関係を明らかにするきっかけを作れたらいいですね。ですので、すぐには難しいかもしれないですが、応用に近い研究者の方々ともコラボレーションしながら、医療につながるような研究も進めていけたらいいなと考えています。

司会　もしかすると、今、松本さんが研究されている技術をiPS細胞とうまく

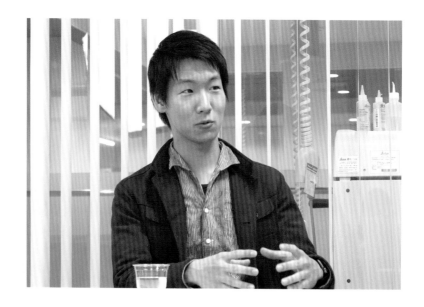

組み合わせることで、病気のもっと深いところが分かるようになってくるかもしれない。広がりがありますね。

松本　そうですね。僕は現在、生物物理学の研究者ともコラボレーションをしながら研究をしていますが、病態の解明や治療と結びつけるためにはCiRAの研究者や医学部の先生方とも共同研究をするべきで、ますます学際的なアプローチが必要になってくると思います。色々な角度から研究することで、細胞内の構造体の物性や機能にRNAなどの要因がどのように影響を与えているのかを理解し、ゆくゆくはその知見をさらにツールの作製に反映し、新しい治療法の開発にもつなげていけたら面白いと思っています。

司会　山中先生は、医師から基礎研究者に転向されましたが、当時は医療応用へのモチベーションと生物学的な興味、どちらがより強かったのでしょう。

山中　僕の場合は、生物学的な興味ですね。最初は臨床医をしていたので患者さんが中心でしたが、研究を始めてからは、特定の病気を治したいということよりは、ともかく新しいことを見つけたいと思うようになりました。それが巡り巡って、いつか治療法につながったらいいなと思っていました。

　実験系の研究は二つに分かれます。いろんな呼び方があるんですけど、一つは捜査型。あまり例えはよくないかもしれないですけど、犯人を見つけるタイプ。ある事件があったら必ず犯人がいるはずで、その犯人を見つけるための研究です。竹中さんの研究はこれに近いかもしれません。筋ジスという難病を、ともかく治したい。すぐ治るかどうかは分からないけど、必ず治せるようにしたい。CiRAではそういう研究をしているメンバーが多いです。そういう研究者は、発表もしやすいし、モチベーションも保ちやすいです。発表を聞いて「この病気を治したい」という気持ちがすごく分かります。

　もう一種類の研究は、大航海型。海原に何かを求めて、飛び出す――何があるのか分からないですよね。大昔の世界地図は、今から見ると全然正確ではない。でも、何かに魅かれて行ってしまうというのが人間です。事故で亡くなってしまう人も多かったでしょうが、アメリカ大陸を含めすごいものをたくさん見つけてきた。何が起こるかは前もっては分からない。研究も同じ

で、ともかく、今まで分かっていないことを見つけたいんだという気持ちが強いんです。

　どちらの研究も、同じぐらい大切なんですね。だから、CiRAは両方、大切にしたいです。まさに竹中さんが言われたように、目先の成果ではなくて、やはり本当に意味のある成果を出すのが大事だと思います。

　『ネイチャー』とか『サイエンス』とか、僕らも論文発表を目指している雑誌ですが、どうも週刊誌みたいな性格もあり、目先の派手な成果には割と飛び付きやすい雑誌なんです。こういう雑誌に自分の論文が載るのは、短期的には本当はうれしいんですけど、長期的にいいかどうかは分からないときもあります。CiRAはじっくり研究する環境にしたいなと考えています。その上で、『ネイチャー』、『サイエンス』に論文が載ったら、それはもちろんいいことですが。そして研究が進めば必ず社会との接点が重要になりますので、生命倫理は分けては考えられない分野です。

司会　多様な興味関心、バックグラウンドの方たちが、それぞれの専門性を活かしながら、一緒に研究を進められる環境は大事ですね。

　ご自身の研究分野に限らず、何十年後に、どういうことができているかもしれない、どういう社会になったらいいな、あるいは心配だなと思うことなどを教えてください。

竹中　先日、日本の出生率がかなり落ちて、2019年は年間出生数がついに90万人を下回ったというニュースを見ました。これまでの国の想定を超えるペースで減少しているようです。もちろん、原因はお給料の問題とか、女性が社会に出て子どもを産めないなど社会のしくみに関することを含め色々あると思いますが、不妊治療による経済的もしくは身体的・精神的負担が大きいというのも関係しているのかなと思います。また、実際に不妊治療を何年も行っても、お子さんを授かることができなかった方も、たくさんいらっしゃいます。私は2児の母ですが、二人の子どもたちは私たち夫婦にとって大事な存在ですし、それと同時にすべての子どもは社会全体の希望であるとも思っています。だからこそ、この先、科学や医療が進歩して、子どもを希望

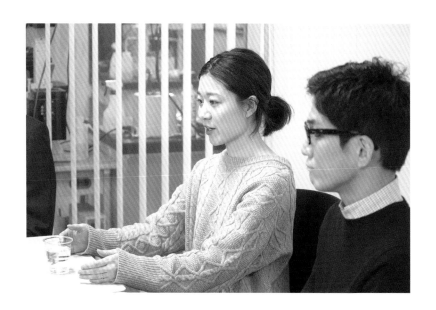

する方は皆、どんどん子どもを持てるという未来が近いうちに実現したらいいなと個人的には思っています。ただ、その一方で、どうなんでしょう…。先ほどから話題になっていますが、iPS細胞に限らず、人工的に作った卵子と精子で子どもを作るということが、いいことなのかどうか…。きっと色々な問題もあることと思いますが、皆さんはどう思われますか。

山中　それは非常に大きな問題ですよね。何らかの原因で精子ができない男性もたくさんいらっしゃって、実際に第三者の精子の提供を受けて出産するということも行われています。

竹中　そうするとその男性の遺伝子は引き継がれないですよね。

山中　もちろん引き継がれない。

竹中　iPS細胞由来であれば？

山中　iPS細胞を使うと理論的には、無精子症であっても精子は作れるようになるかもしれないですよね。今、非配偶者間人工授精（AID）がよく行われています。その結果、AIDで生まれた子どもさんが、何らかのきっかけで、

自分がお父さんと思っていた人は生物学的にはお父さんではないということ
を知り、ご自身のアイデンティティで葛藤されるということがあります。

　iPS細胞技術でも、理論的には可能になるでしょう。今は認められません
が、AIDは認められているわけです。では、AIDをしなくてもよくなるよう
な可能性がある研究が、いつまでもストップしていていいのかという議論が、
かなり近い将来、大きくなると思います。もう待ったなしなんですよ。

　ヒトのiPS細胞ができたときはまだまだ先の話だろうと思っていたのが、
すでにもう、ネズミでは仔が生まれていますし、今から10年もしたら、技
術的にできる可能性もありますから。ただ安全性の懸念はもちろんあります。

竹中　それで生まれた人が、本当に完全なのかと安全性の心配がありますよ
ね。

山中　それは100年ぐらい経たないと分からない。

竹中　そうですね。その人が寿命を全うするまで分からないですよね。

山中　作家の川上未映子さんはAIDを題材に小説『夏物語』を書かれていま

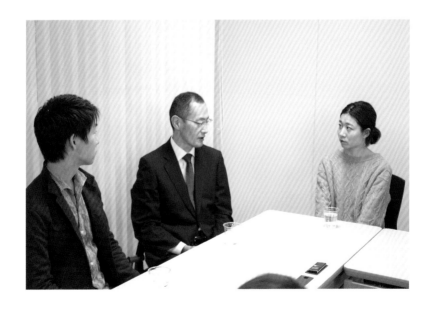

すが（2019年7月）、AIDで生まれた方が、僕が想像していたよりもはるかに、ご自身のアイデンティティに苦しんでおられるということを知りました。

　これは文化的な違いがすごく大きいようです。アメリカでは同じ人の精子から生まれた子どもが何十人もいたりして、同じ生物学的お父さんの子ども同士が集まって、第二の家族みたいな感じでパーティーを開いたりされることもあるみたいです。日本でそれができるかは分かりません。国による違いも大きいですよね。

司会　時代によってもまた受け止められ方が変わるかもしれないですよね。

澤井　話しだしたら止まらないテーマになってきていますね。将来的にiPS細胞から精子・卵子を作ることができ、それを用いて子どもをもうけるということが技術的に可能になれば、山中先生や竹中さんが指摘されたような安全性の懸念が生じると思います。ただ、安全性に収まらない問題、つまり倫理的課題についても同時に考えておかなければなりません。

　例えば、不妊症の方にこの技術の利用を認めるのであれば、同性愛の方、独身の方、生殖年齢を超えた方など、いわゆる不妊症ではない方（同じように子どもが欲しいけど持てない方）にも利用を認めないといけないのではないかという議論もあります。ただ、技術の利用を無制限に認めてしまうと、今、当然だと思っている生殖や家族、また男女に関する価値観が今まで以上に大きく変容する可能性があります。

　話は変わりますが、2018年11月末、中国の研究者が、ゲノム編集を用いて子どもをもうけたと発表しました。後にそれが事実であると確認されましたが、この問題でも議論の経過を見ていると安全性の問題に帰着させるきらいがあります。一方、安全性の問題だけではなく、根本的な問題、つまりそもそもゲノム編集を生殖に利用してよいのかを考えるべきだと主張する研究者もいます。倫理の研究者だけでなく、科学者の中にもそのように主張する方がいます。私自身、この問題は安全性の問題に矮小化するのではなく、根本的な問題にもきちんと向き合わなければならないと考えています。

松本　合成生物学ですごく有名なハーバード大のジョージ・チャーチ教授が、

Digid8というマッチングアプリの構想を最近発表しました。そのアプリは、登録者は自分のゲノム情報も登録し、遺伝性の病気を子どもに伝える可能性がある相手とはマッチングができない作りにするとのことです。この構想の背景として、最近の技術革新によってゲノムを読むコストがどんどん下がっていて、将来的には毎月50ドルのアプリ登録料から賄えるだろうという想定があります。ジョージ・チャーチ教授は、このアプリを使えばそもそも遺伝性疾患を発症しないため、世界中で年間約1兆ドルの医療費が削減できると主張していましたが、優生学的な発想だという批判をすごく受けたようです。

山中 メンデルが1865年に遺伝の原理を発見し、ダーウィンが進化という概念を打ち立てました。それを知った人間が何をやりだしたかっていうと、優生学を考え出したのです。進化でどんどんよくなっていくのなら、それを人工的に行おうということです。赤ちゃんコンテストを開催したり、精神疾患など障害がある人は子どもを産まないように無理やり不妊手術をしてしまったりということが何十年も行われました。一番ひどいケースが、ナチスでした。日本にも、昔は優生保護法があったんですよ。

　ゲノム編集やiPS細胞などの技術が進歩してきましたが、倫理的な観点も大事にしないと、第二の優生学みたいなのが出てくる恐れがあります。科学力が付いたからこそ、倫理的な議論の重要性が増しているように思います。

澤井 2019年夏に、朝日新聞のインタビュー（朝日新聞2019年7月20日掲載「分水嶺の科学技術」）※ で山中先生が、科学技術は諸刃の剣で、この時代の判断が将来に与える影響は大きいと答えておられました。私もまさにそのとおりだと思っています。　　※このインタビュー記事は巻末資料編に全文掲載をしています。

　私自身は、社会がよい方向に進んでいってほしいと願っていますが、下手をすると十分な議論なしに山中先生が懸念されたような方向に進んでいってしまうのではないかと危惧しています。議論を尽くして、その技術を社会で受容するかどうかを判断していきたい。そうでないと本当に「新優生学的な社会」は到来するかもしれません。新優生学的な社会では、生殖における選択などを国家が主導するのではなく、自己決定という形で自由意思を持つ個

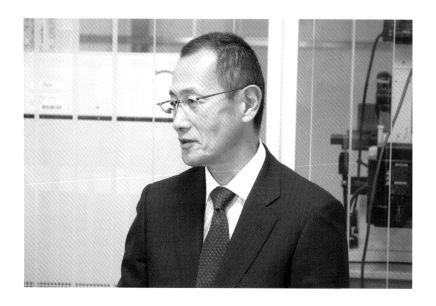

人に委ねます。そういう社会を本当に望むかどうかは、やはり議論を尽くして判断していかないと、50年先、100年先にとんでもない影響を及ぼしかねないと思います。その意味で私も、こうした議論の一助になりたいと考えています。

司会　技術をどう使っていくのがいいのか、私たちがどうその使い方を決めて、望ましい社会を作っていくかという議論を重ねていくことが非常に重要ですね。

　こうした課題を見据えつつ、皆さんが理想とする社会を最後にお聞かせください。

松本　僕は、学部生のときから合成生物学を研究しています。合成生物学の分野でiGEM（International Genetically Engineered Machine）Competitionという学生の国際大会があるのですが、そこでは様々な環境問題や医療の課題を合成生物学で解決していこうという議論がたくさんあって、実際に研究室単位でそういう研究をしているところもたくさんあります。今日議論できたように、安全面や倫理面でまだまだ課題はありますが、僕は、生物学のツール

を使って、いろんな問題をどんどん解決していけるような社会を創っていきたいと思っています。

竹中　私は、私自身が関与できる部分はすごく少ないとは思うんですけど、疾患を持った人も、障害を持った人も、子どもも、高齢の人も、将来の希望を持てるような世の中でずっとあってほしいなと思っています。

　筋ジスの患者さんの親御さんと話をしたときに、「私たちの子どもが抱えているこの疾患が今すぐに治るとは思っていないけど、こういう疾患を治そうと研究している人がいるっていうこと自体が私たちの希望です」って言ってくださり、その言葉が、私の頑張るエンジンになっています。すべての人が常に確固たる希望を持てるようになるためには、今行っている再生医療の研究、それに限らず、創薬研究や基礎研究も全部そうなんですけど、しっかり着実に、一歩一歩進めていきたいです。

司会　山中先生が願う50年後の社会はどんな社会でしょうか。

山中　僕たちが今いい意味で予想できないような社会になっていてほしいなと思います。AIとか自動運転、iPS細胞、ゲノム編集技術も発展はしてほしいんですが、それは予想できることで、どれだけ伸ばすかだと思うんです。

　僕が医学部を卒業したのは1987年ですけど、当時はAIも自動運転も、iPS細胞もゲノム編集も、そんなことできるなんて全く思いもしなかった。一方、10年もしたらがんは完全に克服されているだろうと思っていたんですが、33年経った今、全く予想は外れています。

　25年後、50年後…今日の3人のように若い研究者の方が原動力になって、今、僕には思いも付かないような新しいものがいっぱい出ていることを願っています。そのためにもこういう異文化の人が交流するという環境を大事にしたいです。今日のこういう機会も、普段あるようであんまりないんですよ。ただ、もっと増やそうと努力はしています。ちょっと話すだけで思いがけない効果があるんです。例えば、僕は、25年前からずっと、ほそぼそと研究している遺伝子があるんですが、それは実は、液-液相分離に間違いなく関与していると思うんです。それを松本君が研究しているという話を今日聞けま

した。そういうところから、自分たちだけではできないような研究が展開する可能性も十分あります。CiRAは600人近い人が集まっていて、こうした原動力の一つになっています。「iPS細胞なんて、そんな技術が昔にあったんですね」と言えるような新しい技術ができるようになることが一番いいと思いますから、ぜひ皆さん頑張ってください。

司会 最後に山中先生からエールをいただきました。今回の座談会は、書籍出版の企画で実現しましたが、また、異なる分野やバックグラウンドの方がインタラクトできる場を皆さんと作れたらと思います。今日はどうもありがとうございました。

一同 ありがとうございました。

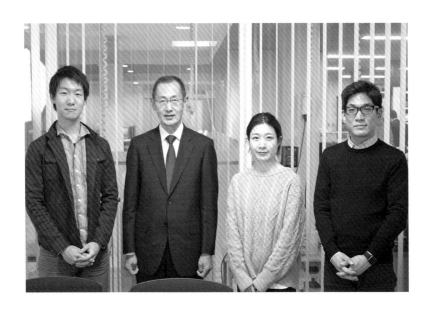

山中伸弥インタビュー
「分水嶺の科学技術」

2019年7月20日 朝日新聞

平成の30年間で、生命科学は飛躍的に進歩した。
一方で原発事故にも直面し、科学技術の使い方を誤れば
大きな打撃になることも痛感した。
人類が手にした大きな力を
どのように使えば幸せな未来につながるのか。
私たちはその選択をすべき「分水嶺」に立っているのではないか。
日本の科学技術研究を牽引する山中伸弥さんに聞いた。

──── 元号を決める懇談会のメンバーを務め、新元号を「伝統を大切にしつつ、新しい時代をつくることに通じる」と表現しました。

山中「昭和を含め何度か使われている『和』に、初めてで響きも今までにない『令』という組み合わせから、そう思いました。これは研究にも通じます。伝統というか、知識の成果、蓄積がないと研究は始まりません。加えて、常識、通説、通念に疑問を持ち、違うのではないかという試みを続けることが大切です」

──── 平成の30年間、生命科学は大きく進歩しました。

山中「平成の少し前から、米国を中心に遺伝子工学が発達したことが非常に大きかったと思います。平成に入ってゲノム（全遺伝情報）解析技術が予想をはるかに上回る速度で進み、後押ししました。一方で、昭和の終わりぐら

いは、がんが10年、20年で完全に克服できるとも予想されていましたが、まだ日本の死因の1位です。科学の進展は予想しにくいものです」

―― 何が技術発達の原動力になったのでしょうか。

山中「米国を中心にバイオ関連のベンチャー企業が次々に生まれ、バイオや医療が投資対象になりました。その影響で製薬、創薬を中心に、それまでの何倍、何十倍も速く、研究開発が進むようになったのです。昭和のころの医学研究は職人的な技術や、アイデアを持つ研究室が成果を上げていました。技術が進み、お金も集まるようになり、やり方が変わりました。ひとつの遺伝子を時間をかけて探すのではなく、かたっぱしから解読する手法です。お金と人をつぎ込み、ブルドーザーのように一気に進む研究が広がりました」

―― 研究室のトップが企業経営者のようになってきましたね。

山中「平成初期の日本の有力研究室は、自前ですべてできました。いまは、すべてを理解し自分たちだけでやるのは不可能です。チーム力というか、個々の技術を持つ人をバーチャルにつなげ、巨大な組織にして、一日も早く進める能力が求められています。日本の苦戦は、大学の研究者がそういう研究のやり方が苦手で、一国一城の主という研究室の枠を超えられないこともあると思います」

◆　　　◆　　　◆

―― 科学の進歩で寿命が延び、社会的な弊害も指摘されます。

山中「私たちは平均寿命と健康寿命の差を1年でも短くすることを目指しており、ただ寿命を延ばす研究はしていません。30代の初めのころ、留学先の米国の指導者がこう言いました。『シンヤ、一生懸命研究すると、心筋梗塞で亡くなる人は減るだろう。個人にはいいことだが、社会として本当に幸せなのか』。当時、そんなことは政治家とかに考えてもらえばいいと思い、一生懸命研究することしか考えませんでした。それから25年。医療技術の発達もあり平均寿命は延びました。教授の定年も65歳になり、将来は70歳になるかもしれない。若者の職を奪うことになりかねません。どこの組織で

も同じです」

　──iPS細胞研究所も9割以上が有期雇用だそうですね。

山中「有期雇用が多いのは、研究所の財源のほとんどが期限付きだからです。でも研究成果を実用化して患者さんに貢献するには、長い期間がかかります。そこで、長期支援をしてくださる応援団が必要になるのです。寄付を募って、長期雇用するための財源や、若手研究者の育成、知財の確保や維持に使っています」

　──若手とシニアの研究者の役割分担をどう考えますか。

山中「これまで日本は人生が1サイクルという考え方が中心でした。教育を受けて会社に入り、終身雇用で、定年後に20年ぐらい生きる。単に定年を延ばすと、若い人にしわ寄せがいき、ゆがみが生じます。シニアは2サイクル目の人生を考えるべきでしょう。同じことを続けて若い人と競争するのは、マイナス面の方が大きいです。日本はアイデアや発想より、人脈とかが重視されるから、研究費の獲得でも年長者が有利になります。若い人と競争するのではなくサポートにまわり、メンター（助言者）的な役割を果たしていきたいと思います。同じ業界でなくてもよいのです。人生経験は生きますから」

　──日本の研究開発力の低下が深刻な問題になっていますが、その解決にもつながりますか。

山中「研究力の低下は、非常に大きな問題です。研究はアイデアや想像力が非常に大切です。この能力は若い方が非常に高く、年を重ねると減ります。特に基礎研究で新しい概念を打ち出すなら、若くて優秀な人に早く独立した研究室を持たせ、自分で自由に差配できる研究をしてもらう必要があります。しかし、独立したもののサポートが受けられないと、研究以外の雑事に忙殺され、才能がつぶれる危険性が高くなります。経験やマネジメント能力は年齢を重ねることで得られますから、シニアがサポートして若い人が研究に集中できる組織や体制を作ればいいと思います」

◆　　　◆　　　◆

　——学者が研究に使える時間の少なさも問題ですね。

山中「日本は研究者に高い事務能力が求められますが、研究能力とは必ずしも比例しません。米国ではそこまでは求めない。事務仕事をサポートする人がおり、その分、創造性が求められます。米国の研究者は一見、暇そうに見えます。夕方5時、6時になると帰り、夏に2、3週間休みます。成功したら、いい家に住み、ポルシェとかに乗っている。学生が研究者に憧れる雰囲気にあふれています」

　——研究者を魅力ある職業にすれば、優秀な若者が増えますね。

山中「ただ目利きが難しいのです。大きな可能性がある研究者かどうかは、短い申請書ではわからない。過去の業績は評価できても、新しいアイデアや人となりは評価できません。しっかりした人は5年間成果がなくても支援する価値があります。研究には作法があります。失敗や予想外の結果もしっかり記録に残して解析している研究者であれば、その繰り返しにより驚く成果がでることがあります。そういった努力は書類だけではわからないので、組織が日常的に客観的な評価をしないと、埋もれている才能を発掘できません」

山中「例えば大学院生の時に有力科学誌に論文が載った人は、書類上は素晴らしい評価となります。でも運良く研究室が蓄積した成果が出る時期だっただけかも知れない。地味な雑誌にしか論文がなくても、きちんとしたビジョンを持ち、自らアイデアを考え、実験した成果がある人の方が、将来活躍する可能性が高いのです」

　——働き方改革の時代、研究者の意識改革も必要でしょうか。

山中「先日、大学院時代の恩師にお会いして『あんまり無理するなよ、体に気をつけなあかんで、適当に手抜きや』と言われ、すぐに『あっ、心配せんでも、あんた昔から手抜くの上手やったな』と続けられました。ばれてた。研究においても、ワーク・ライフ・バランスは非常に大切です。大学院のころ言われたのは、普段はいいけれど、ここっていう時があるんや、そこで頑張れるかどうかで人間の価値が決まる、と。研究者はプロです。スポーツでも、将棋や囲碁、芸術でもプロの世界は、ここという時に頑張れなかったら負け

ます。遅くまで職場にいても、見せかけの頑張りでは、健康にも家族にもよくないと思います」

◆　　　◆　　　◆

——「プロ」から見て、近年の科学の進歩をどうとらえますか。

山中「生命科学は、研究が飛躍的に進み、遺伝子の書き換えもできるようになりました。全人類の知能を上回るAIも登場するでしょう。原子力はすでにできてしまっています。私たちは、地球の40億年あまりの歴史において、クリティカルな時代にいるのではないでしょうか。人間はわずか数十年で深海にも宇宙にも行けるようになりました。地球が始まって以来のモンスターです。科学技術に携わる者として、今を生きる人々の幸せも大切ですが、長い目でみて、地球の運命を左右する大変な時代にいると自覚しています」

——**令和はどんな時代になるでしょう。**

山中「いまは山頂で、どちらかに転がってもおかしくない状況だと思っています。科学技術は諸刃の剣です。iPS細胞の発見もパンドラの箱と言われることがあります。これからが幸せになるのか、とんでもないことになるのか。令和は、どっちに行くかが決まる時代になると思います。いったん決まると逆戻りはとても難しいでしょう。1万年後、今を振り返る知的生命体が地球に残っていれば、『2030年、2040年くらいがターニングポイントだったね』と思うかも知れません」

（聞き手　大阪科学医療部長・黒沢大陸）

図版提供者一覧

青木隆

浅香勲

アフロ

イメージナビ

京都大学iPS細胞研究所

共同通信社

gettyimages

さくら工芸社

Shutterstock

武田薬品工業株式会社

奈良島知行

picto inc.

若林直樹

おわりに　　　　2019年初め、CiRA10周年を1年後に控え、CiRA
内ではその節目を記念するためのワーキンググ
ループが立ち上がり、少しずつ準備が始まりまし
た。その中に、京都大学総合博物館での特別展の
企画もありました。10年は、まだまだ誇れるほど
の長い年数ではありませんが、10年間支えていた
だいた皆さんへの感謝を示すとともに、CiRAでは
どのような人たちが働き、どのような活動をして
きたのかを紹介したいという思いがありました。

　本書は当初、特別展の図録として企画していま
した。特別展の展示物に説明をつけますが、展示
では紹介できない内容も含めてまとめた形で本を
出版できれば、特別展をご覧になった方、なって
いない方、双方にとって良いものを作れるのでは
ないかと考えていたのです。しかし、現実はそう
甘くはありませんでした。一研究所の図録を一体
誰が読みたいのか？読者の皆さんにとってもっと
有益な情報を掲載したほうがよいのではないか？
CiRAそのものというよりはiPS細胞の研究を紹介
したほうがよいのではないか？そもそもiPS細胞
に限定するのではなく、もっと広い幹細胞全体の
紹介をしたほうがよいのではないか？などなど、
紆余曲折の末、最終的に現在の形にまとまりました。

　執筆前より、特別展の準備と本書の執筆を同時
に進めるというのは大変なことだと思っていたの
ですが、両者の関連性が薄まったことで、さらに

大変さが増すことになりました。大幅に原稿の提出が遅れ、本書を担当してくださった皆様に多大なるご迷惑とご負担をおかけしてしまいました。しかし、担当してくださった皆様のおかげでなんとか出版までたどり着くことができました。特に、企画段階からお世話になっており、今日まで忍耐強くお付き合いくださった、東京書籍株式会社編集制作部の植草武士様、小池彩恵子様には心より感謝いたしております。ありがとうございました。

　また、本書は中内と和田濵が代表して執筆をしていますが、CiRAの多くの研究者や研究支援者の協力により得られた情報や素材をもとに構成されています。すべてのメンバーの名前は書ききれませんが、この場を借りて感謝の意を表します。

　最後に、ここまで読んでくださった皆様にも感謝いたします。本書が、iPS細胞研究をはじめとした幹細胞研究・再生医療などの研究の現状や、現場で仕事をしている研究者などについて、より深く理解していただくためのきっかけとなったならば幸いです。

2020年4月7日
京都大学iPS細胞研究所
和田濵 裕之

iPS細胞の歩みと挑戦

2020年5月27日　第1刷発行

編者　　京都大学 iPS細胞研究所 国際広報室

著者　　中内彩香（京都大学iPS細胞研究所）
　　　　和田濱裕之（京都大学iPS細胞研究所）

発行者　千石雅仁
発行所　東京書籍株式会社
　　　　東京都北区堀船2-17-1　〒114-8524
　　　　営業部 03-5390-7531／編集部 03-5390-7455
　　　　https://www.tokyo-shoseki.co.jp

印刷・製本　図書印刷株式会社

装丁　　東京書籍デザイン部
編集　　小池彩恵子／植草武士（東京書籍）
本文デザイン・編集協力　　ポリセント株式会社